Hefte zur Unfallheilkunde
Beihefte zur Zeitschrift „Unfallheilkunde/
Traumatology"

Herausgegeben von J. Rehn und L. Schweiberer

146

J. Rehn   H.P. Harrfeldt

Behandlungsfehler und Haftpflichtschäden in der Unfallchirurgie

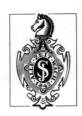

Springer-Verlag
Berlin Heidelberg New York 1980

Reihenherausgeber

Prof. Dr Jörg Rehn,
Chirurgische Klinik und Poliklinik der Berufsgenossenschaftlichen Krankenanstalten „Bergmannsheil", Universitätsklinik, Hunscheidtstraße 1, D-4630 Bochum

Prof. Dr. Leonhard Schweiberer,
Direktor der Abteilung für Unfallchirurgie der Chirurgischen Universitätsklinik, D-6650 Homburg/Saar

Autoren

Prof. Dr. Jörg Rehn
(siehe oben)

Priv.-Doz. Dr. med. H. P. Harrfeldt, Zentrale Anästhesieabteilung der Berufsgenossenschaftlichen Krankenanstalten „Bergmannsheil", Universitätsklinik, Hunscheidtstraße 1, D-4630 Bochum

ISBN 3-540-09896-8 Springer-Verlag Berlin-Heidelberg-New York
ISBN 0-387-09896-8 Springer-Verlag New York-Heidelberg-Berlin

CIP-Kurztitelaufnahme der Deutschen Bibliothek. Rehn, Jörg: Behandlungsfehler und Haftpflichtschäden in der Unfallchirurgie / J. Rehn; H. P. Harrfeldt. – Berlin, Heidelberg, New York: Springer, 1980.
(Hefte zur Unfallheilkunde; Bd. 146)
ISBN 3-540-09896-8 (Berlin, Heidelberg, New York)
ISBN 0-387-09896-8 (New York, Heidelberg, Berlin)
NE: Harrfeldt, Hans P.:

Das Werk ist urheberrechtlich geschützt. Die dadurch begründeten Rechte, insbesondere die der Übersetzung, des Nachdruckes, der Entnahme von Abbildungen, der Funksendung, der Wiedergabe auf photomechanischem oder ähnlichem Wege und der Speicherung in Datenverarbeitungsanlagen bleiben, auch bei nur auszugsweiser Verwertung vorbehalten. Bei Vervielfältigungen für gewerbliche Zwecke ist gemäß § 54 UrHG eine Vergütung zu zahlen, deren Höhe mit dem Verlag zu vereinbaren ist.
© by Springer-Verlag Berlin Heidelberg 1980
Printed in Germany.

Die Wiedergabe von Gebrauchsnamen, Handelsnamen, Warenbezeichnungen usw. in diesem Buch berechtigt auch ohne besondere Kennzeichnung nicht zu der Annahme, daß solche Namen im Sinne der Warenzeichen- und Markenschutz-Gesetzgebung als frei zu betrachten wären und daher von jedermann benutzt werden dürfen.

Druck und Buchbinderarbeiten: Oscar Brandstetter Druckerei KG, 6200 Wiesbaden
2124/3140-543210

Inhaltsverzeichnis

1	Einleitung	1
2	Diagnose	3
3	Therapie	6
3.1	Indikation	6
3.1.1	Wer darf Frakturen und Luxationen behandeln?	6
3.1.2	Schäden durch diagnostische Fehler	7
3.1.3	Schäden in der Röntgendiagnostik	8
3.1.4	Aufklärungspflicht	9
3.1.5	Therapieschäden	10
3.2	Schäden durch Verbände und konservative Therapie	13
3.2.1	Druckschäden	13
3.2.2	Nervenschäden	14
3.2.3	Durchblutungsstörungen	15
3.2.4	Die Volkmannsche Kontraktur	16
3.2.5	Kirschner-Draht-Osteomyelitis	18
3.2.6	Schäden durch Extensionsbehandlung	19
3.2.7	Besonderheiten bei Querschnittsgelähmten	19
3.2.8	Gelenksteifen	19
3.2.9	Frühe Belastung	20
3.2.10	Operative Therapie	20
3.2.11	Voraussetzungen zur operativen Behandlung	21
3.2.12	Blutsperre	23
3.2.13	Posttraumatische Osteomyelitis	24
3.2.14	Pseudarthrose	26
3.2.15	Schäden an den Implantaten	27
3.2.16	Primärversorgung offener Frakturen	27
3.2.17	Intraoperativ gesetzte Begleitverletzungen	28
3.2.18	Intraarticuläre und Weichteilinfektionen mit insbesondere Cortisonpräparaten	29
3.2.19	Begleitschäden	30
3.2.20	Fehler bei der Nachbehandlung	31
3.2.21	Allgemeine Komplikationen	32
4	Antibiotica	33
5	Tetanusprophylaxe im Verletzungsfall	34
6	Zusammenfassung	36
7	Literatur	38
8	Sachverzeichnis	41

1 Einleitung

Jede diagnostische und therapeutische Handlung des Arztes beinhaltet die *Gefahr einer fehlerhaften Handlung*. Je mehr sich die Möglichkeiten dieser Verfahren differenzieren, umso höhere Ansprüche werden vom Patienten an den Arzt gestellt. In der *Unfallchirurgie* hat sich in den letzten Jahrzehnten eine *schnelle Entwicklung* vollzogen. Die früher vorwiegend *konservative Therapie* wurde durch eine bei bestimmten Indikationen angewandte *operative Therpaie* in großem Umfang ergänzt. So haben sich für die Behandlung der Frakturen differenzierte Behandlungsverfahren mit aus der Erfahrung entwickelten Indikationen entwickelt. Die im folgenden dargestellten Ansichten und vor allem die Gerichtsentscheidungen bekunden den derzeitigen Standpunkt einer dynamischen Entwicklung. Es ist abzusehen, daß bereits mit Erscheinen dieses Heftes sich noch strengere Maßstäbe, vor allem für den Einsatz der Osteosynthese und die Beurteilung ihrer Komplikationen, ergeben werden. „tempora mutantur et nos mutamur in illis". Aus echten und vermeintlichen Fehlern in der Erkennung und Behandlung von Knochenbrüchen und Gelenkverrenkungen werden in zunehmender Häufigkeit *Haftpflichtentschädigungsansprüche* gegen behandelnde Ärzte abgeleitet. Meist werden hierbei unberechtigte Ansprüche erhoben, weil der Laie die medizinischen Voraussetzungen für die Beurteilung der verschiedenen Entstehungsarten und Formen der Knochenbrüche und Gelenkverrenkungen und damit ihre von Fall zu Fall unterschiedlichen Schwierigkeiten und Gefahren bei der Diagnostik und Therapie nicht kennen kann. Die von den Landesärztekammern eingerichteten Gutachterkommissionen für ärztliche Haftpflichtfragen sind in großem Umfang mit der Abklärung solcher vermeintlichen Haftpflichtansprüche von Patienten beschäftigt. Die operativ tätigen Fächer sind in einem hohen Prozentsatz beteiligt. Unfallchirurgische Probleme haben einen wesentlichen Anteil. Hieraus erhellt die häufige Beteiligung gerade dieses Teilgebiet der Chirurgie. Gerade die *Komplikationen nach der Knochenbruchbehandlung* sind es, die Anlaß zu Haftpflichtentschädigungsansprüchen sind. Die operativen Behandlungsmaßnahmen, die sogenannten *„Osteosynthesen"*, sind entsprechend ihrer zunehmenden Häufigkeit wesentlich hieran beteiligt.

Vergleichen wir die in der vorliegenden Schrift niedergelegten Grundsätze in der Beurteilung vermeintlicher oder echter Haftpflichtschäden mit dem Buch von A. HÜBNER und H. DROST „Ärztliches Haftpflichtrecht" aus dem Jahre 1955, so wird klar, daß jede Fort- und Weiterentwicklung, wie sie in der Unfallchirurgie sich in den letzten beiden Jahrzehnten besonders stürmisch vollzogen hat, auch vermehrte Risiken in sich bergen muß, z.B. die Eingriffen an den Gelenken, wie bei der Pilonfraktur, mit erheblicher direkter Traumatisierung des Knochens und der Weichteile beinhalten zahlreiche, von Situation zu Situation sehr unterschiedliche Probleme. Diese lassen sich zumindest zum Teil und im Grundsatz befriedigend für die anatomische und funktionelle Wiederherstellung lösen. Hierbei kann und darf die exakte und unumgängliche Beurteilung des Röntgenbildes als Maßstab für Methodik, Technik und Biomechanik der Osteosynthese nicht so überbewertet werden, daß die Weichteile als wesentlicher die Durchblutung sichernder Mantel des Knochens, vom Trauma bereits geschädigt, in der Gesamtkonzeption des therapeutischen Weges vernachlässigt werden.

In der Medizin gibt es – außer bestimmten, bekannten Grundsätzen in der Diagnostik und Therapie – *keine genormten Beurteilungskriterien in dem gesamten Behandlungsplan.* Dies gilt in gleicher Weise für die Beurteilung einer echten oder scheinbaren diagnostischen oder therapeutische Fehlleistung. Gerade der Erfahrene wird auf Grund seiner speziellen Kenntnisse und dadurch auch im Bewußtsein seiner eigenen Unzulänglichkeiten, wie sie sich zwangsläufig aus der intensiven und kritischen Beschäftigung mit einer bestimmten Materie ergibt, in der Beurteilung auch unter Anlegung strenger Maßstäbe alle Kriterien heranziehen, die eine objektive Beurteilung ermöglichen. Zu einem solchen Vorgehen ist eine möglichst *exakte Dokumentation* unabdingbar. Sie erleichtert bzw. ermöglicht erst die Urteilsfindung.

Sprüche wie: ,,Eine Krähe hackt der anderen kein Auge heraus" sind zwar publikumswirksam, führen aber damit gleichzeitig zu einer Desavouierung des gesamten Haftpflichtgutachtenwesens und zu einer Verunsicherung der Ärzte, der Juristen und Patienten. Eine solch verantwortungsvolle Tätigkeit kann sich nur in einer absolut unabhängigen und souveränen Atmosphäre vollziehen. Wer zu diagnostischen und therapeutischen Maßnahmen eines Kollegen Stellung nimmt, muß speziell zu dem in Frage stehenden Komplex eigene Erfahrung besitzen, die niemals nur positiv sein kann. Hier scheiden sich die Wege: Der überhebliche, selbstzufriedene und sich gegenüber unkritische Chirurg, in der Boulevardpresse mit dem abwertenden Begriff ,,Halbgott in Weiß" umschrieben, ist nicht der Arzt, bei dem der heute kritische, aber nach wie vor Vertrauen suchende Patient sich geborgen fühlen kann. Dieses *Vertrauensverhältnis* ist und bleibt nach wie vor die Grundlage unseres gesamten Handelns. Von beiden Seiten ist eine positiv zu wertende kritische Objektivität vermehrt zu beobachten. Weder der alle Negativa suchende Jurist, noch der in tödlicher Beleidigung reagierende Arzt, der seine Autorität schwinden sieht, sollten einer Begutachtung die Basis geben. Vielmehr beseitigt eine vor der Therapie gegebene, für den Laien verständliche *Aufklärung* oft die Unsicherheit des Verletzten, auch wenn gelegentlich keine im Sinne der Autoreparatur vollständige Wiederherstellung, allein aus der Art der Verletzung resultierend, möglich ist. Sinn der folgenden Ausführungen kann es nur sein, aus einer gewissen *Erfahrung* heraus dem Kollegen Wege aufzuzeigen, die nicht den Haftpflichtschaden, als Ziel unserer Tätigkeit, vermeiden helfen sollen, sondern den Patienten bestmöglich wiederherstellen. Das eine schließt das andere in keiner Weise aus. Aber ohne ein gewisses Risiko gehen wir zwar den ungefährlichsten, aber nicht unbedingt den besten Weg für den Patienten.

2 Diagnose

Jede Diagnose erfordert grundsätzlich die exakte Aufnahme und Auswertung der *Vorgeschichte,* bei Unfällen die möglichst frühzeitige genaue Schilderung des Herganges, *zielgerichtete klinische* (körperliche und funktionelle) und die *Röntgenuntersuchung. Aussagefähig sind nur technisch einwandfreie Röntgenaufnahmen in mindestens zwei Richtungen,* die die vermutete Stelle der Schädigung erfassen. Bei Gliedmaßenverletzungen müssen die beiden *benachbarten Gelenke* mit in zwei Richtungen geröntgt werden (z.B. beim Oberschenkelschaftbruch das zugehörige Hüft- und Kniegelenk). Die Luxationsfraktur des oberen Sprunggelenkes vom Typ Weber C mit Zerreißung der Syndesmose und der membrana interossea ist geradezu gekennzeichnet durch einen hohen Wadenbeinbruch, d.h., hier muß das Kniegelenk mitgeröntgt werden wegen der operativen Konsequenzen einer Sicherung der Bandnaht bzw. der Zerreißung der membrana interossea. Die Betrachtung eines verletzten Skeletabschnittes mit dem Fernsehbildverstärker kann nur der Orientierung dienen. Sie kann das Röntgenbild nicht ersetzen, denn sie beinhaltet nicht die auswertbare Qualität eines guten Röntgenbildes und stellt keine gleichwertige Dokumentation dar.

Die Kenntnis von einem für die Fraktur typischen Hergang verpflichtet zu *gezielter Untersuchung.* Beim Auffahrunfall liegen so z.B. häufig typische Frakturkombinationen vor, die von der Hüftgelenkpfanne bis zum oberen Sprunggelenk reichen können. *Röntgenaufnahmen in verschiedenen Richtungen* müssen gegebenenfalls durch *gezielte Aufnahmen, Schichtaufnahmen* oder andere Techniken, wie bei Verdacht auf Bandverletzungen *„gehaltene Aufnahmen",* ergänzt werden. Eine Fraktur kann, vor allem bei Mehrfachverletzungen, ohne Verschulden des Arztes übersehen werden, wenn die Fraktur symptomlos bleibt, d.h. keine entsprechenden Beschwerden geäußert werden und für einen Knochenbruch typische Befunde, wie Schmerzen, Weichteilschwellung, Blutergußverfärbung der Haut und Knochenverformung nicht vorliegen.

Ein typisches Beispiel für eine symptomlos oder *symptomarm verlaufende* Fraktur ist der Kahnbeinbruch. Immer wieder werden als Zufallsbefund Pseudarthrosen entdeckt. Der Patient hat weder nach dem Unfall oder auch später den Arzt aufgesucht. Aber selbst bei primär in einwandfreier Technik durchgeführter Röntgen-Diagnostik können Zweifel an einer Fraktur bestehen. Nach einer Ruhigstellungszeit von 14 Tagen ist der Verdacht dadurch zu erhärten, daß im jetzt angefertigten Röntgenbild durch die inzwischen eingetretene Resorption sich die Fraktur gut darstellt.

Der Vorwurf, daß eine Knochenbruchverletzung zunächst unerkannt blieb, kann auch dann noch nicht erhoben werden, wenn z.B. nach einem Sturz aus größerer Höhe Fersenbeinbrüche beiderseits erkannt und behandelt wurden und bei der mehrwöchigen Bettruhe keine Beschwerden von seiten eines anderen Körperabschnittes geklagt wurden. Wenn erst nach Wochen mit der Belastung begonnen wird und dann Rückenbeschwerden geklagt werden, und bei einer Röntgenaufnahme eine in Ausheilung befindliche Wirbelbruchverletzung festgestellt wird, handelt es sich um Unfallfolgen, aber nicht um schuldhaftes Verhalten des behandelnden Arztes. Nur wenn nachgewiesen wird, daß trotz Klagen des Patienten eine klinische und röntgenologische Abklärung nicht erfolgte, kann die Frage schuldhafter Unterlassung diskutiert werden. Ein Problem, das selten einer befriedigenden Klärung zugeführt werden kann, weil Aussage gegen Aussage zu stehen pflegt.

Bei Stürzen aus größeren Höhen muß immer an eine Mitverletzung des Beckenringes oder der Wirbelsäule gedacht werden, auch wenn primär keine entsprechenden Klagen vorgebracht werden.

Unnötig und im Rahmen der Strahlenschutzverordnungen auch nicht vertretbar ist es, viele Körperabschnitte zu röntgen, wie dies vor 10 und 15 Jahren noch angestrebt wurde, um aus diesen teilweise negativen Dokumenten eine möglichst sichere Primärdiagnose stellen zu können.

So konnte auch den Ärzten, die einen unter Alkoholeinfluß verunfallten Pkw-Fahrer behandelt haben, nicht zum Vorwurf gemacht werden, daß bei unbekanntem Unfallhergang zunächst bei erkennbaren Rippenbrüchen beiderseits und instabilem Thorax die vitale Therapie mit Luftröhrenschnitt und maschineller Beatmung durchgeführt wurde. Erst nachdem dieser Patient diese Verletzungsfolgen überlebt hatte und über Nackenschmerzen klagte, wurde der Bruch eines 5. Halswirbelkörpers festgestellt. Diese Bruchschädigung war primär nicht vermutbar oder erkennbar und konnte erst diagnostiziert werden, als der Patient über entsprechende Funktionsbehinderung und Beschwerden klagte. Hieraus ein schuldhaftes Handeln der Ärzte ableiten zu wollen, ist für den Mediziner unverständlich, für den Laien natürlich nur schwer einsehbar, zumal sich aus der späten Erkennung keine therapeutischen Konsequenzen ergaben. Verletzte vergessen leider nur zu oft, daß Ebenbilder Gottes nicht immer wiederherstellbar sind und Patienten mit den Folgen von Unfällen und behandelter Erkrankungen zu leben lernen müssen.

Aus gleichem Grunde können *Teilverrenkungen großer und kleiner Gelenke* röntgenologisch unentdeckt bleiben, wenn bei der orientierenden Untersuchung über den Unfallhergang entsprechende Hinweise fehlen oder vom Patienten keine Beschwerden geäußert werden.

Arzt und Patient sind überfordert, wenn auf bloßen Verdacht ohne gezielte Hinweise aus der Vorgeschichte, aus dem Unfallhergang und dem allgemeinen und örtlichen Befund der Patient von Kopf bis Fuß geröntgt werden sollte. Derartige Maßnahmen stehen im Widerspruch zur Röntgengesetzgebung. Eine gewisse Beobachtungszeit, ambulant oder stationär, die von Fall zu Fall variiert, wird nur dann angezeigt und sinnvoll sein, wenn fundierte Verdachtsmomente vorliegen.

Später vorgebrachte Beschwerden sollten, falls von dieser Körperregion keine Röntgenbilder vorliegen, Veranlassung zu einer Röntgenuntersuchung sein.

Erhebliche diagnostische Schwierigkeiten bietet die *Spontanfraktur*. Die Beschwerden können hier so gering sein, daß nicht einmal ein Arzt aufgesucht wird. Die häufigen Wirbelkörperzusammenbrüche bei Kalksalzverarmung der alten Menschen, vor allem der Frauen in der Menopause, die nur als Zufallsbefunde festgestellt werden, weil sie symptomlos bleiben, sind eines der vielen Beispiele.

Auch die Untersuchung der *bewußtlosen Patienten* kann Fehldiagnosen beinhalten, für die der Arzt nicht immer verantwortlich gemacht werden kann. Bei tage- und wochenlanger tiefer Bewußtlosigkeit kann es unmöglich sein, trotz aller Sorgfalt einen Wirbelbruch, z.B. bei der bekannten Kombination mit dem Fersenbeinbruch durch Sturz aus großer Höhe auf die Füße, zu diagnostizieren, weil alle diesbezüglichen Beschwerden nach Wiedererlangen des Bewußtseins abgeklungen sein können. Andererseits verpflichtet Vorhersehbarkeit oder die Kenntnis entsprechender Unfallhergänge bei typischen Kombinationsverletzungen von vornherein zu entsprechend gezielten Röntgenuntersuchungen.

Gefährliche diagnostische Irrtümer können sich aus den Besonderheiten des *kindlichen Skelets* ergeben, weil sich hier wichtige Skeletabschnitte besonders in Gelenknähe noch im knorpeligen Vorstadium befinden und röntgenologisch hier nur kleine Knochenkerne zur Darstellung kommen. Eine Fehlbeurteilung ist in solchen Fällen bei Frakturverdacht selbst mit Hilfe von Vergleichsaufnahmen der gesunden Seite, die in Zweifelsfällen immer anzufertigen sind, bisweilen nicht zu vermeiden. Auch im Bereich der Epiphysenfugen des Beckens und der Wirbelsäule ist eine exakte Diagnostik nur bei Kenntnis der Besonderheiten des kindlichen Skelets möglich.

Auch ein erfahrener Arzt kann sich trotz der angewandten Sorgfalt in der Diagnose von Frakturen und Luxationen irren. Ein diagnostischer Irrtum mit den daraus resultierenden Folgen einer fehlerhaften Behandlung rechtfertigt nicht ohne weiteres den Vorwurf mangelhafter Sorgfalt. Für Schäden, die durch Fehldiagnosen infolge Nichtbeachtung allgemein als richtig anerkannter Hinweise beim Erheben der Vorgeschichte und bei der Erstuntersuchung durch Übersehen einer Fraktur oder Luxation verursacht werden, muß der Arzt jedoch einstehen. Schutz vor solchen Vorwürfen bietet die möglichst genaue schriftliche Dokumentation, die durch gute Röntgenbilder in mehreren Richtungen ergänzt sein muß.

Ein Verschulden des behandelnden Arztes wegen eines diagnostischen Irrtums bleibt dann ohne rechtliche Folgen, wenn feststeht, daß bei richtiger Diagnose kein besseres Endergebnis zustande gekommen wäre, wie beispielsweise bei der frühfunktionellen Behandlung einer unerkannten Oberarmhalsfraktur.

3 Therapie

3.1 Indikation

In der Behandlung der Frakturen aber auch der Luxationen mit Bandverletzungen wurden in den vergangenen Jahren *Indikationen für die einzelnen Behandlungsverfahren* auf Grund umfangreicher Erfahrungen herausgearbeitet. Es bestehen heute nicht mehr die jahrzehntelang währenden Streitigkeiten zwischen den Vertretern der konservativen bzw. operativen Therapie und auch zwischen den Operateuren, die z.B. die Küntscher-Nagelung bzw. die Stabilisierung mit einer Platte befürworten. Vielmehr ergänzen sich die einzelnen Verfahren in ihrer Anwendung in idealer Weise bei den einzelnen Frakturlokalisationen und Typen. Selbstverständlich müssen in bestimmten Situationen – beispielhaft die offene Fraktur dritten Grades – individuelle Entscheidungen getroffen werden, die vielfach von der Beschaffenheit der Weichteile wesentlich bestimmt werden. Außerdem ist für jeden Arzt insoweit ein Freiraum der Entscheidung immer vorhanden, als die *Grundprinzipien der Frakturbehandlung* gewahrt werden: Jeder Bruch, der mit gleich guten Ergebnissen unter *konservativer Behandlung* mit hoher Wahrscheinlichkeit ausheilt, ist konservativ anzugehen. Die *Indikation für das operative Vorgehen* ist streng zu stellen. Sie beinhaltet immer das Risiko einer Infektion mit nachfolgender Osteomyelitis und weiterer Komplikationen, wie von Nerven- bzw. Gefäßverletzungen. Wenn eine *Osteosynthese* durchgeführt wird, so sollte sie *übungsstabil* sein. Außerdem sollten die personellen und materiellen Voraussetzungen für die Osteosynthese – vor allem in ihren verschiedenen Schwierigkeitsgraden – gegeben sein. Bei allen Haftpflichtansprüchen werden diese Kriterien zu prüfen sein. Der Gutachter darf bei seiner Urteilsfindung seine persönliche Auffassung nicht zum verbindlichen Dogma erheben. Als Leitsatz hat zu gelten, daß Behandlungsverfahren gewählt werden – konservativ oder operativ –, die mit *geringstmöglichem Risiko* nach den vorliegenden Erfahrungen ein *bestmögliches Resultat* ohne Spätfolgen ergeben. Komplikationen sind nie vollkommen auszuschalten. Wesentlich ist im weiteren Verlauf, daß Fehler oder Unzulänglichkeiten erkannt und frühestmöglich korrigiert werden, d.h., daß bei konservativer Behandlung einer Tibiafraktur mit verzögerter Bruchheilung und drohender Pseudarthrose 8–12 Wochen nach dem Unfall die jetzt indizierte Osteosynthese durchgeführt wird.

Anscheinsbeweis bei Vorwürfen wegen falscher Behandlung. Die Behandlungsmöglichkeiten, ihre Aussichten und Risiken, können von Fall zu Fall höchst verschieden sein. Auch bei relativ einfachen Behandlungsmaßnahmen muß ein schlechtes Ergebnis nicht unbedingt auf einen Behandlungsfehler bezogen werden. Ob eine solche Schlußfolgerung gerechtfertigt ist, kann nur im Einzelfall an Hand sorgfältiger Prüfung aller Unterlagen beurteilt werden.

3.1.1 Wer darf Frakturen und Luxationen behandeln?

Jeder Arzt ist auf Grund seiner Allgemeinausbildung zur *Behandlung von Frakturen und Luxationen* befugt, aber auf Grund der fehlenden speziellen Kenntnisse und Erfahrungen nicht immer befähigt. Der Schwerpunkt der Behandlung liegt bei den Chirurgen, vor allem zunehmend den Unfallchirurgen sowie in der Orthopädie, ohne auf diese Fachgebiete beschränkt zu sein. Spezielle, vor allem schwierige und technisch aufwendige Behandlungsmethoden (z.B. Osteosynthesen) setzen eine intensive Weiterbildung mit der Indikation und Technik voraus. Man kann einem Arzt jedenfalls nicht schon deswegen Vorwürfe wegen eines unbefriedigenden Behandlungsergebnisses einer Fraktur oder Luxation machen, weil er nicht Chirurg, Unfallchirurg oder Orthopäde ist. Ärzte an Skizentren mit großem Anfall von Frakturen und Luxationen, die nicht Fachärzte für Chirurgie sind, besitzen entsprechende Erfahrung. Die *Berechtigung zur Behandlung* ergibt sich, wie in dem vorerwähnten Beispiel, aus der *praktischen Erfahrung* des einzelnen Arztes, die allerdings entsprechend nachweisbar sein muß. Der mit der Behandlung entsprechender Frakturen und Luxationen nicht genügend erfahrene Arzt – aller Fach- oder Teilgebiete – wird bei mangelhafter Erfahrung oder Kenntnis für die spezielle Situation gut daran tun, den Verletzten in eines der heute weit gestreuten unfallchirurgischen Zentren zu überweisen. Auf keinen Fall sollte der „Versuch" einer operativen Behandlung unternommen werden. Eine zunächst bestmögliche konservative Therapie ermöglicht ohne weiteres eine verzögerte Osteosynthese und bildet bessere Voraussetzungen zum Eingriff, als eine vorher unzureichend operierte Fraktur.

3.1.2 Schäden durch diagnostische Fehler

Vermeidbare Schäden können durch unvollständige oder fehlerhafte Aufnahme der Vorgeschichte, besonders in der Darstellung oder Wertung des angeschuldigten Unfallereignisses und anläßlich einer unvollständigen klinischen Untersuchung des Verletzten entstehen. Je mehr diagnostische Möglichkeiten sich eröffnen, umso größer wird hierdurch die Unsicherheit des Arztes gegenüber den Folgen seiner Tätigkeit. Gerade an das *diagnostische Vorgehen* stellt die Rechtsprechung relativ strenge Anforderungen. Hält sich der Arzt bei der Gesamtuntersuchung an die bekannten Grundsätze, so wird er sich bei der nötigen Sorgfalt nicht unkorrekt verhalten, wenn er die herkömmlichen Untersuchungsverfahren ausgeschöpft hat. Dies schließt bei besonderen Verletzungsfolgen spezielle Untersuchungsverfahren, wie z.B. bei einer fraglichen Gefäßverletzung eine Angiographie, ein. Bei nicht dringlichen Operationen besteht außerdem die Verpflichtung über eine vollständige Vorgeschichte und deren Auswertung Konsiliarii anderer Fachgebiete hinzuzuziehen und so z.B. einen Diabetes, einen Hochdruck oder andere bekannte oder unbekannte Grunderkrankungen bestmöglich vorzubehandeln. Die *Risikoeinstufung des Patienten* für den vorgesehenen Eingriff ist erst dann möglich, wenn die für den Eingriff notwendigen präoperativen Behandlungsmaßnahmen durchgeführt sind. Anästhesist und Chirurg werden hier gemeinsam handeln. Eine ungenaue Aufnahme der Vorgeschichte und eine falsche Analyse ihrer Ergebnisse läßt sich vermeiden, wenn zur präoperativen Risikoeinstufung, vor allem bei älteren Patienten, Checklisten verwandt werden, die verhindern, daß der Voruntersucher wichtige Befunde nicht beachtet, nach ihnen nicht fahndet oder allgemeinen subjektiven Beschwerden nicht die erforderliche Bedeutung im Sinne der erhöhten Gefährdung für die vorgesehene operative Behandlung oder auch die nur zur Reposition einer Fraktur erforderliche Anästhesie beimißt.

Neben der Beachtung allgemeiner Beschwerden von Symptomen und Gewohnheiten, die im Rahmen der Erhebung der Vorgeschichte offenbar werden, kann das Übersehen oder die falsche Auswertung von Beschwerden, wie auch klinischen Befunden, zu vermeidbaren diagnostischen Schäden führen, wenn z.B. bei jahrelang bestehenden Rückenbeschwerden durch eine Spontanfraktur eines Wirbelkörpers diese über Jahre als rheumatische Beschwerden gewertet und ohne Anfertigung von Röntgenaufnahmen symptomatisch behandelt werden. Das gleiche gilt für typische und bekannte *Kombinationsverletzungen*, bei denen neben einer nicht übersehbaren und vor allem ins Auge springenden Traumafolge weitere Verletzungen übersehen werden. Bei der Dashboard-Verletzung sind neben Hüftpfannenfrakturen, hüftnahe Oberschenkelfrakturen, kniegelenksnahe und sprunggelenksnahe Verletzungen — auch in der Kombination — nicht selten. Der in der Behandlung von Frakturen und Luxationen erfahrene Arzt wird eher an diese Möglichkeit denken, als ein jüngerer oder ein Kollege, der sich nur gelegentlich mit der Behandlung von Verletzten beschäftigt. Andererseits kann in der täglichen Routine und Hektik immer eine nicht so offenkundige Verletzungsfolge übersehen werden. Das Filter, wie es durch die Untersuchung mehrerer Kollegen bei einem Verletzten in einer Klinik gegeben ist, sollte dies verhindern. *Nicht vermeidbare Schäden* im Rahmen der Diagnostik entstehen besonders leicht bei *tiefer Bewußtlosigkeit der Verletzten* und fehlenden Angaben über den Unfallhergang und vor allem nicht möglichen subjektiven Schmerzangaben, wie dies auch mitunter bei Kleinkindern der Fall ist. Eine besonders genaue klinische Untersuchung und bei dem geringsten Verdacht eine weitergehende Röntgendiagnostik ist hier erforderlich. Bestimmte Frakturen, wie z.B. Navicularfrakturen, können auch primär symptomlos oder symptomarm verlaufen und erst nach mehr oder weniger langen Zeitabschnitten durch sekundäre Beschwerden Anlaß zur Anfertigung von Röntgenaufnahmen sein. Es ist mitunter kaum verständlich — hier spielt das subjektive Schmerzempfinden eine entscheidende Rolle —, daß Patienten mit den verschiedensten auch dislocierten Frakturen die Gliedmaßen noch belasten und erst verspätet den Arzt aufsuchen.

Nicht vermeidbare diagnostische Fehler können dann *in Notfallsituationen* entstehen, wenn bei einem Mehrfachtrauma lebensbedrohliche Traumafolgen, z.B. eine Milzruptur, operiert werden müssen. Hier muß u.U. auch ohne Erhebung einer genauen Vorgeschichte sofort operativ vorgegangen werden und die Behandlung von verletzten Skeletabschnitten hintenangestellt werden, um dem Patienten wirksame, d.h. lebensrettende Hilfe zu bringen. Es muß nur gewährleistet sein, daß nach Beherrschung der lebensbedrohlichen, im Vordergrund stehenden Verletzungen erkennbar werdende Begleitverletzungen nicht nur erfaßt und röntgenologisch dokumentiert, sondern auch zum frühestmöglichen Zeitpunkt geeigneter Behandlung zugeführt werden. Auch das Unterlassen einer Röntgenaufnahme und damit das Übersehen einer Fraktur kann aus solcher Situation erklärbar sein. Die Tatsache allein, daß ein von einem Arzt nach bestem Wissen und Können und unter Beachtung der Regeln der ärztlichen Wissenschaft aufgestellte Diagnose sich später als falsch erweist, rechtfertigt noch nicht den Vorwurf, daß der Arzt unverantwortlich gehandelt hat. Auch hier sollte der Gutachter alle Unterlagen und Röntgenbilder zur Beurteilung heranziehen. Mitunter ist es „leicht", auf Grund späterer Röntgenbilder die ursprünglich kaum erkennbare Fissur zu diagnostizieren.

3.1.3 Schäden in der Röntgendiagnostik

Nach der Verordnung über den Schutz vor Schäden durch Röntgenstrahlen darf die Anordnung, ob und in welcher Weise Röntgenstrahlen (auch die Anfertigung von Röntgenaufnahmen) bei einem Patienten angewendet werden sollen, nur von einem Arzt gegeben werden. Die Anwendung ist nur statthaft, wenn dies nach den Grundsätzen einer gewissenhaften Ausübung der Heilkunde erforderlich ist. Strahlenbelastungen sollen so gering wie möglich gehalten werden. Röntgenaufnahmen sollen daher Röntgendurchleuchtungen vorgezogen werden. Ergibt sich aus dem Unfallhergang und dem vom Patienten angegebenen Beschwerden und dem klinischen Befund der Verdacht auf eine Knochenverletzung oder eine Gelenkverrenkung, schadet bei positivem Befund eine *unterlassene Röntgenuntersuchung* dem Patienten mehr als eine gezielte Röntgenaufnahme, die ein negatives Dokument ergibt.

Weitere *Fehler bei der Röntgenuntersuchung* Unfallverletzter können entstehen, wenn Röntgenaufnahmen eines verletzten Körperabschnittes nur in einer Ebene angefertigt werden. Zur Beurteilung der Frage des knöchernen Durchbaus einer Fraktur, gelegentlich auch bei frischen Brüchen, sind häufig *Röntgenaufnahmen in 4 Richtungen* empfehlenswert. Mit gleicher Technik oder Schichtaufnahmen lassen sich z.B. auch Ausmaß und Lokalisation der Schienbeinkopffraktur für die Frage der Indikation und die Technik der Osteosynthesen exakt bestimmen.

Beim bereits mehrfach erwähnten *Kahnbeinbruch* der Hand sind bei zweifelhaftem Befund der Routineaufnahmen gezielte Aufnahmen angezeigt. Die volle Ausschöpfung der mit der Röntgenuntersuchung gegebenen Möglichkeiten sollte im Interesse der gezielten Therapie selbstverständlich sein. Ihre Unterlassung kann bei hieraus resultierenden schlechten Heilungsergebnissen Konsequenzen in Form von Haftpflichtansprüchen haben.

Technisch schlechte Röntgenaufnahmen oder Bilder, die nicht den Skeletabschnitt in dem vom Untersucher gewünschten Ausmaß darstellen, müssen selbst unter Inkaufnahme zusätzlicher Strahlenbelastung wiederholt werden, um röntgendiagnostische Fehler zu vermeiden. Zur ordnungsgemäßen Dokumentation und zur Vermeidung der Seitenverwechslung paariger Gliedmaßen ist auf die Seitenbeschriftung der Röntgenbilder zu achten.

Bei noch *nicht abgeschlossenem Knochenwachstum* (Epiphysenlösung oder -Fraktur) — soll, vor allem bei fehlender Erfahrung, der gesunde Skeletabschnitt der Gegenseite vergleichend röntgenologisch dokumentiert werden, um Art und Ausmaß der Fraktur richtig beurteilen zu können. Hieraus leitet sich die Indikation für das einzuschlagende Verfahren ab. Die konservative Behandlung einer Fraktur, z.B. vom Typ Aitken III, muß zu Wachstumsstörungen mit dann berechtigten Schadensersatzansprüchen des Patienten führen. Frakturen auf einem technisch guten Röntgenbild können übersehen werden infolge ungenügender Erfahrung oder „Arbeitsüberlastung". Deshalb empfiehlt es sich, z.B. während der Nacht- oder in den Feiertagsdiensten angefertigte und von jüngeren ärztlichen Mitarbeitern ausgewertete Röntgenbilder am nächsten Morgen durch einen erfahrenen Fachkollegen auf übersehene Frakturen oder Fehldiagnosen überprüfen zu lassen.

3.1.4 Aufklärungspflicht

Frakturen und Luxationen entstehen durch unterschiedliche Gewalteinwirkungen mit verschiedenartigen Typen und Lokalisationen, die zwangsweise differente Behandlungsmethoden erforderlich machen. Nicht *das konservative Vorgehen, die Verplattung* oder die *Nagelung* stehen zur Diskussion, vielmehr das beste Verfahren für die jeweilige Fraktur, wobei Alter, Allgemeinzustand und andere Faktoren zumindest — mitunter wesentlich — mitbestimmend sind.

Wie bereits erwähnt, stehen eine Vielzahl von Behandlungsmethoden – konservativ und operativ – und hierunter wieder unterschiedliche Verfahren zur Verfügung. Nach Anfertigung der Röntgenbilder trifft der Operateur seine Entscheidung über die Art der anzuwendenden Therapie. Die absolute Indikation zur Osteosynthese ist beispielsweise zur Erlangung einer guten Funktion bei dislocierten Gelenkfrakturen und gelenknahen Frakturen sowie bei Oberschenkelschaftfrakturen wegen der langen Liege- bzw. Ruhigstellungszeiten und den daraus resultierenden Folgen im Sinne der Frakturkrankheit und der nicht sicheren Heilung der Fraktur in guter Stellung gegeben. Relative Indikationen ergeben sich bei bestimmten Typen der Schienbeinschaftfrakturen – hier können auch soziale Gründe von seiten des Patienten mithereinspielen – und auch generell bei Frakturen ohne wesentliche Dislokation, bei denen eine sekundäre Dislokation zu befürchten ist oder Brüche, bei denen über eine stabile Osteosynthese ohne Ruhigstellung die nur dann mögliche Übungsbehandlung erreichbar wird.

Frakturenbehandlung sollte nur der durchführen, der die gesamte Skala der möglichen Behandlungsverfahren – konservativ und operativ – beherrscht. Zusätzlich müssen alle Voraussetzungen für die Osteosynthese, wie komplettes Instrumentarium, ein „hochaseptischer" Operationssaal nur für Knochen- und Gelenkoperationen, Möglichkeiten der lückenlosen ambulanten Überwachung und Nachbehandlung gegeben sein. Der Operateur muß auf Grund umfangreicher Erfahrungen die *richtigen Indikationen* für die jeweilige Fraktur, die *Technik des operativen Vorgehens* und die folgerichtige *Nachbehandlung* beherrschen. Wesentlich ist es – vor allem in diesem Zusammenhang –, daß er die möglichen und häufigeren *Komplikationen*, vor allem nach operativen Behandlungsmaßnahmen, kennt und sie nach Auftreten – soweit dies möglich ist – behandeln und beherrschen kann.

Der verantwortliche Operateur, der die oben angeführten Kriterien beherrscht, wird sein geplantes Vorgehen dem Verletzten mit Überzeugung, aber auch mit Darstellung der Alternativen und vor allem der Gefahren für das jeweilige Verfahren begründen. Hat der Arzt seinen Patienten auf ein erhöhtes Operationsrisiko – vor allem bei einer relativen Indikation zur Osteosynthese – unter Erläuterung im einzelnen hingewiesen, so kann es zulässig sein, näheres Eingehen auf mögliche Zwischenfälle, aus denen das erhöhte Risiko besteht, von Fragen des Patienten abhängig zu machen. Für den Laien nur schwer verständlich ist die Tatsache, daß nach operativer Behandlung geschlossener Knochenbrüche trotz aseptischem Vorgehen Früh- und Spätinfektionen auftreten können, deshalb muß die *Möglichkeit einer Infektion nach einer Osteosynthese* mit nachfolgender Osteomyelitis auf jeden Fall erwähnt werden. Die primäre Überzeugung des Patienten und seine wirkliche Einsicht in die vorgeschlagenen Maßnahmen trägt mit Sicherheit dazu bei, günstige Ausheilungs- und Rehabilitationsergebnisse zu erzielen.

3.1.5 Therapieschäden

Die moderne Frakturbehandlung bedient sich je nach vorliegendem Frakturtyp, Zustand der Weichteile, Alter des Patienten und anderen zusätzlichen Gesichtspunkten bestimmter Therapiemethoden. Funktionelle Behandlung, konservative und operative Maßnahmen haben ihre festen Indikationen. Selbstverständlich ist immer der gesamte Kranke unter Berücksichtigung seiner individuellen Gefährdungslage, d.h. seines Allgemeinzustandes, zu betrachten. Verletzungsschock, bisher nicht erkannte und behandelte Leiden, z.B.

Stoffwechselstörungen infolge Diabetes mellitus oder coronarsklerotische Veränderungen, Herzmuskelschäden, Hochdruckleiden, um nur einige zu nennen, können bei Nichterkennung oder Verkennung und fehlender kausaler Therapie eine zusätzliche Gefährdung des Verletzten darstellen. Das Verfahren ist zu wählen, das bei dem geringsten Risiko für die Gesundheit und das Leben des Patienten und bei kleinstmöglicher lokaler Gefährdung eine möglichst vollkommene Wiederherstellung der verletzten Gliedmaße ohne Spätfolgen — nach den heute vorliegenden Kenntnissen — gewährleistet. Dies bedeutet, daß jeder Chirurg, der mit der Behandlung von Frakturen befaßt ist, sich durch das Studium der Literatur und den Besuch von Tagungen über den modernsten Stand der Behandlung orientieren wird. In der grundsätzlichen Alternative zwischen operativer und konservativer Behandlung sind die Veränderungen in den letzten Jahren gering. Dagegen sind die operativen Verfahren in ihrer Technik, auch was das Instrumentarium und die Implantate betrifft, gewissen Änderungen unterworfen. „Das Bessere ist des Guten Feind". Auf jeden Fall muß bei Erwachsenen eine übungsstabile Osteosynthese angestrebt werden. Bereits bei der Auswahl der Behandlungsmethode sollte sich der Chirurg daüber klar werden, ob er die Therapie der jeweiligen Fraktur mit allen Konsequenzen nach modernen Gesichtspunkten durchzuführen in der Lage ist. Genauso wie die großen Eingriffe am Herzen, an den Gefäßen, des Brust- und Bauchraumes, wie der Spezialgebiete der Urologie, Neuro- und der Kinderchirurgie, bestimmten Zentren oder auf dem jeweiligen Sektor besonders ausgebildeten Medizinern vorbehalten sind, so sollten bestimmte meist operativ schwer zu versorgende Frakturen möglichst entsprechenden Spezialklinikern überwiesen werden, wie sie in zunehmender Zahl auch in der BRD neben den bestehenden Unfallkrankenhäusern eingerichtet werden. Voraussetzung hierfür ist, daß der Kollege vor der Operation die zu erwartenden Schwierigkeiten erkennt. *Fehlen praktischer Erfahrungen in bestimmten Operationstechniken*, unvollständiges und ungeeignetes Instrumentarium und fehlende Kenntnisse durch ungenügende Teilnahme an Fortbildungsveranstaltungen, unzureichende Literaturkenntnisse, können ursächlich dafür verantwortlich gemacht werden, daß zweckmäßige Behandlungsmethoden gar nicht oder falsch zur Anwendung gebracht werden. Bei der Besprechung der Osteosynthesen werden wir uns mit dieser Problematik noch zu befassen haben. Das „Training" darf sich nicht allein auf die Diagnostik und Therapie beschränken, sondern wesentlich ist die *Indikation*. Grundlage für alles ist die Erfahrung. Es unterliegt keinem Zweifel, daß die aufwendigen Osteosyntheseverfahren zwangsläufig eine größere Komplikationsrate beinhalten, als die konservative Therapie. Wesentliches Kriterium für die Zahl der Zwischenfälle, vor allem aber der Erfolge, ist die *Beherrschung der Methoden*, die sich nur der aneignen kann, der eine entsprechende *Erfahrung*, die *aus dem ständigen Training* resultiert, besitzt. Auch bei *Anwendung der konservativen Behandlung* treten typische Komplikationen —vielleicht besser Spätfolgen — auf. Auch und gerade die fehlerhafte Indikation zum konservativen Vorgehen kann, ja sie muß bei bestimmten Frakturen zu bleibenden Beeinträchtigungen führen. Denken wir beispielsweise an die Gelenkfrakturen mit Stufenbildungen oder Verwerfungen im Gelenk. Neben der als Folge der zum Teil langen Ruhigstellung sicheren und häufig erheblichen Einschränkung der Gelenkbeweglichkeit sind vor allem Abschliff-Arthrosen unvermeidbar. Für die Luxationsfrakturen des oberen Sprunggelenkes ist die größere Zahl von Arthrosen und Bewegungseinschränkungen nach konservativem Vorgehen gegenüber der sofort indizierten Osteosynthese an Hand großer Statistiken nachgewiesen. Immerhin kann zwar heute noch die risikoärmere konservative Methode als Argument ins Feld geführt werden. Es wird aber abzusehen sein, daß auch in solchen und ähnlichen Situationen Ansprüche geltend gemacht werden, die dem Chirurgen zum Vorwurf machen, daß er nicht die Methode angewandt habe, die nach dem derzeitigen Stand des Wissens ein bestmögliches Resultat mit großer Wahrscheinlichkeit erwarten läßt. Diese Argumentation wird sich dann nicht widerlegen lassen, wenn, vor allem bei jugendlichen Patienten oder gar Kindern, eine Behinderung für alle Tätigkeiten des Lebens, vor allem auch den Sport, verbleibt. Im ungünstigen Fall beendet nach einer schweren Gelenkfraktur eine Arthrose eine lange Behandlung, bei der u.U. durch mehrfache Operationen versucht wurde, noch einen Teil der Beweglichkeit zu retten. Wird die notwendige Operation zu einem Zeitpunkt durchgeführt, zu dem wegen noch fehlender Belastung der unteren Extremität sich keine Arthrose entwickeln konnte und außerdem eine Wiederherstellung noch sinnvoll und möglich ist, so können schwere Spätfolgen ausbleiben. Hier wird eine Entscheidung leicht fallen. Dagegen wird es schwierig sein, eine falsche Indikation zum konservativen Vorgehen, letztlich also eine unzureichende Behandlung mit schweren Spätfolgen, als eine mögliche Alternative zur Osteosynthese hinzustellen. „Es führen viele Wege nach Rom", ein gefährliches Sprichwort, meist ist das Spektrum der möglichen Methoden für die verschiedenen Frakturtypen und Lokalisationen stark eingeengt. Dies bedeutet nicht, daß an jeder Klinik und jederzeit Osteosynthesen aller Schweregrade durchgeführt werden müssen. Die Indikationen zu Operationen sind aber nicht nur von den Frakturen abhängig zu machen. Vielmehr sind Allgemeinzustand und lokale Weichteilverhältnisse wesentliche bestimmende Faktoren. Hierzu als Erläuterung eine Gerichtsentscheidung:

Das Landgericht Bielefeld wies unter Aktenzeichen 70317/69 Schadenersatzansprüche zurück, die nach der Behandlung eines ellenbogennahen Oberarmbruches gestellt worden waren, weil aus den Aufzeichnungen vom Unfalltag nachgewiesen werden konnte, daß eine erhebliche Schwellung im Gelenkbereich mit Hautabschürfungen bestanden hatte, die eine sofortige operative Behandlung des ellenbogennahen Oberarmbruches nicht zuließen. Eine operative Behandlung war frühestens nach Abheilen der Schürfungen im Verletzungsbereich möglich. Es ist zwar richtig, daß eine sofortige operative Behandlung eines gelenknahen Bruches mit größerer Wahrscheinlichkeit einer Teilversteifung vorbeugt, nur wurde die operative Versorgung *bisher* nach anerkannten Regeln der Schulmedizin nicht vorgenommen, wenn im Operationsbereich ausgedehnte Schürfungen oder Wunden bestanden. Man konnte deshalb nicht sagen, daß im vorliegenden Fall eine primär nicht durchgeführte operative Bruchbehandlung als fehlerhaft zu bezeichnen ist. Im übrigen muß in diesem Verfahren darauf hingewiesen werden, daß kein Operateur das funktionelle Ergebnis optimaler anatomischer „röntgenkosmetischer" Wiederherstellung von Gelenkflächen garantieren kann. Funktionsbehinderungen bei einem gelenknahen Knochenbruch treten sowohl bei primär operativer Behandlung als auch bei Ruhigstellung im Gipsverband oder Aufhängen eines Armes im Zug und Gegenzug auf.

Für eine Osteosynthese, wie bereits ausgeführt, müssen bestimmte technische und personelle Voraussetzungen gegeben sein. Fehlen diese, wird es nach Eintreten von Komplikationen schwierig sein, Ersatzansprüche des Patienten abzulehnen. Mit Patientenvorwürfen bei späteren Mißerfolgen nach konservativer oder operativer Knochenbruchbehandlung wird man sich in Zukunft umso mehr auseinandersetzen müssen, als die Laienaufklärung durch Massenmedien zunimmt. Deshalb empfiehlt es sich, neben der Einwilligung des Patienten zu einem bestimmten unfallbedingten Vorgehen zusätzlich schriftlich in den *Krankenblattaufzeichnungen* kurz festzulegen, aus welchen Gründen man sich zu welcher Behandlungsmaßnahme entschieden hat. — Die eigenen Erfahrungen mit den jetzt laufenden Gutachtenverfahren vor den Gutachterkommissionen der Landesärztekammern legen in ihrer Zahl ein beredtes Zeugnis von dieser Tatsache ab.

3.2 Schäden durch Verbände und konservative Therapie

3.2.1 Druckschäden

Echte Komplikationen der konservativen Behandlung sind meist in der Behandlung selbst begründet. Einige Beispiele der häufigsten Zwischenfälle mögen dies erläutern: Die konservative Behandlung eines Unterschenkelschaftbruches ist bei gegebener Indikation auch oder gerade heute noch indiziert. Längszüge über Kirschnerdrahtextensionen gehören zu den anerkannten Methoden. Werden andersgeartete Längszüge angewandt, wie z.B. eine wohl kaum sinnvolle gepolsterte Lederschlaufe am Fußgelenk, muß darauf geachtet werden, daß durch die Besonderheit der Behandlung keine Komplikationen über den ausgeübten Druck entstehen, die Haftpflichtansprüche zur Folge haben können.

Kommt es nämlich infolge ungenügender Polsterung eines Längszuges wie mit dieser ungewöhnlichen Methode, nämlich durch eine Lederschlaufe, zu einer Druckstelle und anschließend im Gipsverband zu einem tiefen Geschwür mit Nekrose und nachfolgender Fistelbildung bis auf den Achillessehnenansatz, liegt zwar kein ärztlicher Kunstfehler vor, die Haftpflichtversicherung mußte aber trotz Verjährung der Ersatzansprüche mit einem außergerichtlichen Vergleich tätig werden (Aachener und Münchener Versicherungs-AG. 30 H 188/63).

Bei *unzureichender Polsterung des Gipsverbandes* über hautnah gelegenen Knochenanteilen kann es besonders bei traumabedingten Durchblutungsstörungen im gleichen Bereich zu mehr oder minder tiefen *Drucknekrosen der Haut* kommen. Typische Lokalisationen sind beispielsweise das Fersenbein – die Ferse liegt im Gips voll auf – und die Innen- und Außenknöchelgegend gerade nach Knöcheldistorsionen oder Frakturen mit unfallbedingter Weichteilschädigung wie auch die Gegend des Fibulaköpfchens. Über dem Olecranon oder der Patella liegen ähnliche Verhältnisse vor. Die beste Prophylaxe ist der sofort bis auf den letzten Faden aufgeschnittene, ungepolsterte, sachgemäß angelegte Rund- oder der Gips mit Polsterung und auch hier das sofortige Aufschneiden des Rundgipses, wie auch etwa 6 Std nach dem Eingriff das vollständige Aufschneiden des Verbandes nach der Operation. Aus forensischen Gründen ist es empfehlenswert, das Aufschneiden eines Rundgipsverbandes entweder durch eine Röntgenaufnahme zu dokumentieren, zumindest aber im Krankenblatt das Aufschneiden in einem zeitgerechten Zusammenhang zu vermerken. Subjektive Schmerzangaben müssen beachtet und der Gips nötigenfalls über solchen Stellen aufgeschnitten werden, um die Weichteile exakt inspizieren zu können. Jeder Gipsverband in ambulanter Behandlung muß in kurzen und dann in längeren Abständen auf seinen Sitz überprüft werden. Auch beim Aufschneiden des Gipsverbandes muß die erforderliche Sorgfalt angewandt werden, um Verletzungen der Weichteile zu vermeiden:

Die Staatsanwaltschaft Dortmund hat mit Aktenzeichen 10 Js 889/71 ein Ermittlungsverfahren wegen fahrlässiger Körperverletzung eingestellt, das gegen einen Chirurgen eingeleitet wurde, nachdem es beim Eröffnen eines Gipsverbandes mit einer elektrischen Gipssäge zu mehr oder weniger tiefen Schnittverletzungen bei einem Patienten gekommen war. Der Arzt selbst hatte die Gipseröffnung vorgenommen. – Das Eröffnen des Rundgipsverbandes gestaltet sich umso schwieriger, je engerliegender der Gips ist und je dicker er ist. Bei ungepolsterten, aber auch bei gepolsterten Rundgipsverbänden sind Hautverletzungen bei Benutzung einer elektrischen Schwingsäge oder umschriebene Weichteilquetschungen bei Benutzung einer Gipsschere selbst bei großer Sorgfalt nicht immer vermeidbar. In der Regel werden solche Gipsverbände ohne Narkose eröffnet, damit der Patient durch Schmerzangaben die möglichen oberflächlichen Hautverletzungen vermeiden helfen kann. Besondere Sorgfalt muß man demjenigen bei der Entfernung solcher Gipsverbände zugestehen, der durch zusätzliche Gipsschichten verstärkte und sehr enganmodellierte Rundgipsverbände persönlich entfernt.

Entwickeln sich an Druckstellen nach Gipsverbänden Nekrosen, die u.U. eine plastische Deckung erfordern, vielleicht sogar zu einer Osteomyelitis führen, so müssen Haftpflichtansprüche meist anerkannt werden. Bei folgenloser Ausheilung wird dies zumeist für die Zeit und die Kosten der notwendigen Behandlung erforderlich sein.

3.2.2 Nervenschäden

Eine besonders schwerwiegende Folge zumeist schlecht oder ungepolsterter Rundgipsverbände sind *Nervenschäden* wie auch die *ischämische Kontraktur*. Am häufigsten ist der über der proximalen Fibula verlaufende *Wadenbeinnerv* — besonders auch bei unsachgemäßer Schienenlagerung — betroffen. Die regelmäßige Prüfung der Sensibilität und Motorik der betroffenen Gliedmaßen bei jeder Visite vermeidet bleibende Schäden durch sofortige Beseitigung der druckauslösenden Ursache im Gips durch Verband oder infolge Schienenlagerung.

Die Überprüfung sollte selbstverständlich in gleicher Weise vor und nach jeder Osteosynthese durchgeführt werden, um Schäden durch den Eingriff oder die Lagerung bzw. Ruhigstellung sofort zu erkennen. Der Nervus radialis ist bei der Oberarmverplattung besonders gefährdet. *Sofortige fachneurologische Untersuchung* ergibt Primärbefunde, die für spätere Begutachtungen eine wesentliche Grundlage darstellen. Außerdem sollten vor jedem operativen Eingriff schriftlich etwaige neurologische Ausfälle festgehalten werden. Wenn es sich bei unversorgten Frakturen auch nur um grobe Befunde handeln kann, so ist diese Diagnostik für einen späteren Kausalitätszusammenhang und vor allem für den Gang der Operation — wie auch z.B. die Indikation zur Osteosynthese bei der gleichzeitigen Revision des Speichennerven beim Oberarmschaftbruch — wesentlich. Der vorgefundene Befund bei der Revision der Nerven muß im Operationsbericht exakt niedergelegt werden.

Wird der zunächst ungestörte Heilverlauf z.B. nach Unterschenkelosteosynthesen während der kurzfristigen Ruhigstellung in einer Gipsschiene oder während der Schienenlagerung mit einer Wadenbeinnervenlähmung belastet, so ist die Schädigung entweder auf ein Hämatom mit dem postoperativen Ödem und die sich hieraus ergebende Durchblutungsnot bzw. Kompression des Nerven und der Gefäße oder auf Druckerscheinungen durch die Lagerung und damit auf eine unzureichende Überwachung der Patienten zurückzuführen. Jegliche Verbände werden sofort entfernt. Die Schienenlagerung wird — die Schaumstoffschiene vermeidet solche Schäden — überprüft. Ergeben sich die Zeichen eines Kompressions-Syndroms, so kann nur die frühzeitige und ausreichend operative Entlastung schwere Spätschäden vermeiden.

3.2.3 Durchblutungsstörungen

Jeder Gipsverband muß bei den *ersten Anzeichen einer Durchblutungsnot* sofort und ohne Rücksicht auf die Stellung der Fraktur aufgeschnitten werden. Dies darf nicht erst nach Stunden erfolgen, nachdem die subjektiven Beschwerden oder die neurologischen Befunde sich nicht zurückbilden. Schon nach relativ kurzer Zeit — also nach Stunden — ruft der Druck irreversible Nervenschäden und die Durchblutungsstörungen ausgedehnte Muskelnekrosen hervor, wie z.B. beim „*tibialis anterior Syndrom*". Die posttraumatische Schwellung nach Unfall und Operationen, also auch nach konservativer Brucheinrichtung, ist mehr oder weniger ausgeprägt. Mit Durchblutungsstörungen muß daher stets gerechnet werden. Ein nicht sofort gespaltener, sondern geschlossener Gipsverband zwingt den Arzt zu laufender, besonders gewissenhafter Überwachung. In der Rechtssprechung ist bereits wiederholt unter Zugrundelegung verschiedener ärztlicher Gutachten festgestellt worden, daß sich der behandelnde Arzt persönlich oder ein von ihm namentlich benannter, erfahrener ärztlicher Mitarbeiter nach Anlegung eines zirkulären Gipsverbandes zunächst stündlich zu überzeugen habe, ob nicht Anzeichen einer Durchblutungsstörung oder einer Nervenschädigung vorliegen.

Nimmt der Arzt die Überwachung nicht selbst vor, muß er für genügende Beobachtung Sorge tragen (BHG Vers. R. 1955, 279-BGH Vers. R. 61, 613-OLG Hamburg Vers. R. 1959, 531). Unter Zugrundelegung dieser Auffassung stellte auch das LG Bremen 8/136/65 fest, daß Durchblutungsstörungen, die in der zweiten postoperativen Nacht infolge mangelnder Überwachung erst nach Stunden durch Aufschneiden des Gipsverbandes behandelt werden, Anlaß zu einem irreversiblen Wadenbeinnervenschaden sind, die dem behandelnden Arzt zur Last zu legen sind, weil ihm als erfahrenem Facharzt diese Zusammenhänge deutlich gewesen sein mußten, die aus fehlerhaften ärztlichen Maßnahmen einen ärztlichen Kunstfehler nach sich zogen.

Entgegen den Empfehlungen in 2 fachchirurgischen Gutachten hat das OLG Karlsruhe unter AZ 7 U 6/71 festgestellt, daß gegen ärztliche Sorgfaltspflicht verstoßen war, weil ein operiertes und auf Schiene gelagertes Bein nicht rechtzeitig auf eine mögliche Schädigung des Wadenbeinnerven überprüft und darauf hinweisende Schmerzäußerungen unbeachtet geblieben waren.

Zur Wadenbeinnervenlähmung kann es auch bei achsengerechter Lagerung eines Beines auf einer Schiene bereits innerhalb weniger Stunden kommen. Das Schädigungsausmaß hängt von der Dauer des einwirkenden Druckes auf die wenig weichteilgepolsterte Verlaufsstrecke des Wadenbeinnerven im Bereich des Wadenbeinköpfchens ab. Die Rückbildungsfähigkeit wird weitgehend von der frühzeitigen Erkennung abhängen. Deshalb ist die erwähnte fortlaufende und wiederholte Überprüfung der Sensibilität und Beweglichkeit des Vorfußes oder der Zehen selbstverständlich. Wird bei Mißempfindungen und Schmerzen, die aus dem operativen oder vor allem konservativen Vorgehen nicht erklärbar sind, der Verband nicht sofort aufgeschnitten oder entfernt, unterbleibt die Prüfung der Motorik und Sensibilität des Vorfußes und der Zehen und hat sich innerhalb kurzer Zeit sogar ein *Druckgeschwür* entwickelt, kann ein erhebliches Verschulden nicht verneint werden, weil in der medizinischen Literatur immer wieder auf diese nicht nur ganz entfernt gegebene Möglichkeit von Nervenschädigungen hingewiesen wird. Wird die Wadenbeinnervenfunktion frühzeitig und regelmäßig geprüft und überwacht und Schmerzäußerungen und Angaben von Mißempfindungen sofort nachgegangen durch Verlagerung des Beines oder Überprüfung des Verbandes bzw. seine Änderung, bleibt der Nervenschaden meist reversibel, da das Ausmaß des Schadens von der Dauer des Druckes abhängt, der auf den Nervenverlauf einwirkt. Der frühzeitig erkannte und behandelte Schaden kann niemals dem behandelnden Arzt zur Last gelegt werden. Entstehen aber Drucknekrosen und irreversible Nervenschäden, wird immer von einem groben Pflichtverstoß ausgegangen werden, weil es sich um eine *„wohlbekannte Komplikation"* handelt.

3.2.4 Die Volkmannsche Kontraktur

Die *ischämische Kontraktur nach dem supracondylären Oberarmbruch des Kindes* und Jugendlicher ist fast regelmäßig die Folge zirkulärer, unzureichend überwachter Gipsverbände. Durch das Trauma kommt es zu einem mehr oder weniger ausgeprägten Hämatom mit anschließender posttraumatischer Schwellung. Selten sind primär Fascienspaltungen oder Gefäßrekonstruktionen zur Behebung eines poststraumatischen Kompressionssyndroms erforderlich. Die sofortige Entfernung eines zirkulären Gipsverbandes und die anschließende operative Revision kann die sonst verbleibenden schweren Spätschäden erheblich reduzieren oder sogar verhindern. Wir sahen ausschließlich die späten Stadien ischämischer Kontrakturen nach Gipsverbänden, bei denen die schweren Spätfolgen meist nur durch zahlreiche rekonstruktive Eingriffe gebessert, aber nicht beseitigt werden konnten. Die Literatur über diese gefürchtete Komplikation, vor allem aber über ihre Pathogenese ist umfangreich. Wie bereits aufgeführt, kann es auch ohne schnürenden Verband zu ischämischen Kontrakturen kommen. Dies ist aber die Ausnahme und schnürende Verbände sind als Ursache absolut vordergründig. Druckschäden des Gefäßnervenverbandes durch stark verschobene und scharfe Bruchstücke, vasovegetative Veränderungen der Blutstrombahn und der komprimierende Druck der straffen Fascie bei stärkerem Hämatom in Zusammenhang mit Gefäßzerreißungen begünstigen die Entwicklung der Volkmannschen Kontraktur nach Anlage zirkulärer, nicht gespaltener Rundgipsverbände. Das „experimentum crucis", welches die alleinige Ursache des zirkulären Gipsverbandes beweist, ist die Tatsache, daß durch die verbandlose Behandlung mit Vertikalextension nach Baumann – wie auch die Spickung der Fraktur – z.B. in unserem Krankengut innerhalb von 7 Jahren bei 84 supracondylären kindlichen Oberarmbrüchen keine ischämische Kontraktur auftrat und nur einmal eine sofortige Fascienspaltung nach Reposition wegen eines ausgedehnten Hämatoms erforderlich war. Spätfolgen traten nicht auf. 3 klassische *Volkmannsche Kontrakturen*, die uns zur weiteren Behandlung innerhalb des gleichen Zeitraumes überwiesen wurden, waren *ausschließlich nach Anlage von Oberarmrundgipsen* aufgetreten. Die sofortige Reposition und Extension bzw. geschlossene oder offene Stabilisierung mit Kirschner-Drähten beseitigt, vor allem bei stark dislocierten Frakturen, die mögliche „innere" Ursache des Druckes von Fragmenten auf das Gefäßnervenbündel. Frühe Symptome einer Durchblutungsnot distal der Fraktur und neurologischer Ausfallserscheinung sind nur dann feststellbar, wenn der Verletzte nach Versorgung der Fraktur in kurzen Abständen von einem Arzt kontrolliert wird. Dies ist nur während eines stationären Aufenthaltes möglich. – Diese ausführliche Diskussion eines Kompressionssyndroms möge beispielhaft für die übrigen möglichen in ihrer Pathogenese ähnlichen Komplikationen unterschiedlicher Lokalisation gelten. Auch ohne vorangegangene operative Behandlung ist, gerade bei den geschlossenen Unterschenkelschaftfrakturen mit ausgedehnten Weichteilschäden, und, da nicht sichtbar, schwer abschätzbar, das Augenmerk besonders auf die Entwicklung eines tibialis-anterior-Syndroms zu richten. Das „freie Intervall" mit der sekundären Entwicklung der zunächst diskreten Zeichen eines *Kompressionssyndroms* ist eine absolute Indikation zum sofortigen operativen Eingreifen mit einer gezielten, aber großzügigen Entlastung. Die Begutachtungspraxis zeigt, daß gerade die frühen Symptome häufig nicht oder nicht genügend beachtet werden. Die Scheu vor einer Dislokation der Fraktur durch sofortige Abnahme von Gipsverbänden und/oder operative Revision verhindern allzuoft die konsequente weil kausale Therapie. Wird operativ vorgegangen, so ist bei der zu erfolgenden Freilegung der Fraktur die stabile Osteosynthese, an der tibia z.B. mit dem fixateur externe, selbstverständlich. Entschädigungsansprüche werden immer positiv entschieden, wenn eine Vernachlässigung der Sorgfaltspflicht, also der korrekten Überwachung, festzustellen ist. Dies gilt vor allem dann, wenn es sich um Schäden handelt, deren häufiges Vorkommen, wie z.B. bei der supracondylären Oberarmfraktur des Kindes, bei einer bestimmten Lokalisation und Behandlungsmethode (geschlossener Gipsverband) durch Fortbildung und Literatur bekannt sind. Wird – trotz aller vorstehenden Bedenken – eine ambulante Behandlung durchgeführt, müssen bei Kindern die Erziehungsberechtigten über die möglichen frühen Zeichen der Komplikation aufgeklärt werden.

Grundsätzlich werden alle Patienten oder ihre Angehörigen, die mit einem Gipsverband in ambulante Behandlung entlassen werden, über die beschriebenen Komplikationen aufgeklärt. Wir bestellen außerdem routinemäßig jeden Patienten am nächsten Tag zur Gipsnachschau ein.

Die *unzureichende Ruhigstellung im Gipsverband* sollte, nachdem L. BÖHLER die konservative Behandlung so hervorragend systematisiert hat, der Vergangenheit angehören. Trotzdem sieht man immer wieder Frakturen, bei denen durch unzweckmäßige Gipsschienen, fehlende Einbeziehung der benachbarten Gelenke und nicht in regelmäßigen Abständen durchgeführte oder technisch unzureichende Röntgenüberwachung eine primäre Fehlstellung oder eine Abweichen der Fraktur mit Verschiebung nicht rechtzeitig erkannt wird. Aus mangelhafter Fixation entsteht die verzögerte Bruchheilung und dann das ausgebildete Falschgelenk oder bei knöcherner Durchbauung die korrekturbedürftige Fehlstellung des Bruches. Nur durch Osteosynthese mit oder ohne autologe Spongiosaanlagerung mit einem insgesamt verlängerten Krankenhausaufenthalt, einer u.U. nicht erforderlichen Operation mit allen möglichen Komplikationen und einem späteren Eintritt der Arbeitsfähigkeit, sind solche Komplikationen zu beseitigen oder zumindest zu bessern. *Falschgelenke oder Fehlstellungen* werden – Menschen behandeln Menschen – nicht ganz vermeidbar sein. Sie sollten frühestmöglich – im Stadium der verzögerten Frakturheilung – erkannt und durch Osteosynthese versorgt werden. Unzureichende Diagnostik und damit fehlende konsequente Therapie sind daher immer wieder Anlaß zu Haftpflichtansprüchen. Wir sehen dies immer häufiger, vor allem nach vorangegangenen instabilen Osteosynthesen.

Der 3. Zivilsenat des OLG Celle hat unter AZ 3 O 127/71 einen schuldhaften Verstoß gegen die Regeln der ärztlichen Heilkunst nachgewiesen, wonach die Untersuchung eines Verletzten als unvollständig angesehen wurde, weil ein Durchgangsarzt nach Quetschung eines Fingers zwischen einer Wand und einem Träger Röntgenaufnahmen unterlassen hatte, wodurch ein Grundgliedbruch übersehen wurde. Während der Ruhigstellung des „geschwollenen Fingers" im Gipsverband verschob sich der Bruch um Schaftbreite und mußte sekundär operativ behandelt werden. Hierdurch verzögerte sich das Heilverfahren, es kam zu einem ungünstigen Behandlungsergebnis. Schmerzensgeldansprüche wurden anerkannt in Höhe von 500,– DM und eine Entschädigung von 2.500,– DM wurde für angemessen gehalten für Unannehmlichkeiten, die auf die fehlbehandlungsbedingte Funktionsbehinderung zurückgeführt wurde. Der Senat griff zurück auf höchstrichterliche Rechtsprechung, die bei Vorliegen eines groben Behandlungsfehlers eine Umkehr der Beweislast zugunsten des Patienten vornimmt, wenn nur der Behandlungsfehler geeignet ist, einen Schaden herbeizuführen, wie er tatsächlich eingetreten ist infolge der mangelhaften Diagnose und die Behandlung, die einen groben Fehler darstellen, weil durch Behandlung mit gezielten Mitteln besser als „ins Ungewisse hinein" diese Verletzung aufklärbar und eine Fingerversteifung vermeidbar gewesen wäre.

3.2.5 Kirschner-Draht-Osteomyelitis

Die zur Reposition und Fixation im Gips oder für eine Extension verwandten *Kirschner-Drähte* oder *Steinmann-Nägel* werden distal des Bruches gelenknah durch den Knochen gebohrt und in einem Kirschner-Bügel unter Spannung fixiert. Mit verschiedenen Hilfsmitteln wurde versucht, den Draht an seiner Durchtrittsstelle durch die Haut so von beiden Seiten zu stabilisieren, daß Bewegungen im Knochen vermieden werden. Durch das Hin- und Herrutschen des Drahtes oder Nagels, wobei außerhalb der Haut liegende Anteile mit Keimen besiedelt in das Gewebe gelangen, kann sich eine Infektion bis zur chronisch-eitrigen, fistelnden Osteomyelitis entwickeln. Diese Komplikation ist selten, sie kann auch primär infolge mangelhafter Asepsis bei Einbringen des Drahtes zustande kommen. Meist heilen derartige Weichteil- und Knocheninfektionen unter aktiver chirurgischer Therapie nach Drahtentfernung aus. Hartnäckige Eiterungen mit Sequesterbildung, vor allem in den spongiösen Bereichen, wie z.B. dem Fersenbein, sind zwar selten, erfordern aber einen großen therapeutischen Aufwand, wobei erhebliche Spätfolgen nach Einbruch der Infektion ins Gelenk mit nachfolgendem Empyem und konsekutiver spontaner oder operativer Arthrodese vorkommen können. Bei der gutachterlichen Beurteilung einer solchen Situation sind grobe Fehler in der Asepsis oder der Überwachung mit der sich daraus ergebenden Therapie – soweit sie aus den Unterlagen erkennbar werden – auszuschließen.

Die fehlerhafte Einbringung eines Kirschner-Drahtes mit Nerven- oder Gefäßverletzungen, wie z.B. des Nervus ulnaris am Ellenbogengelenk, kommt nur extrem selten vor. Sie ist das Ergebnis mangelhafter topographischer, anatomischer Kenntnisse bzw. ein Zeichen für die Unkenntnis der nicht schwierigen Technik.

Völlig anders muß man eine Nervenschädigung bewerten, wenn z.B. nach einer schalenförmigen Aussprengung am Oberarmkopf ein Desaultscher Verband keine befriedigende Bruchstellung erbringt und am Tage nach dem Unfall im ellenbogengelenknahen Unterarmanteil ein Drahtzug geschossen wird und der verletzte Arm mit einem Zug aufgehängt wird und dabei vom ersten Tag dieser Behandlung an ein taubes Gefühl am 4. und 5. Fingerstrahl sowie im ellenwärtigen Abschnitt des Unterarmes geklagt wird. Die hier entstandene Ellennervenschädigung konnte nicht auf ein schuldhaftes Verhalten der behandelnden Ärzte zurückgeführt werden, da röntgenologisch nachweisbar war, daß an typischer Stelle am Übergang vom Hakenfortsatz zum Ellenschaft **ein Bohrloch** bestand. Die Entstehung der Ellennervenschädigung kann nur durch einen atypischen anatomischen Verlauf geklärt werden, wobei der Nerv selbst nicht durchspießt, aber durch ein Begleithämatom und danach entstehende Narben irritiert wurde. Wird der Drahtzug an richtiger Stelle durch einmaliges Bohren gelegt und kommt es trotzdem zu einer Schädigung des Ellennerven, kann hierfür nicht die Art der Durchführung der Behandlung verantwortlich gemacht werden. Es handelt sich vielmehr um ein Risiko, das nun einmal jede Art der Behandlung beinhalten kann (Hütten- und Walzwerk BG Dortmund, 2/24189).

Der erwähnte Steinmann-Nagel, der nach Vorbohren eingeschlagen wird, kann auf den Kirschner-Bügel verzichten, sitz stabiler im Gewebe und hilft die oben angeführten Komplikationen vermeiden.

3.2.6 Schäden durch Extensionsbehandlung

Nerven-, extrem selten *Gefäßschäden* nach brüsken, vor allem geschlossenen Repositionsmanövern, können bei der vollkommenen Muskelentspannung der modernen Anästhesie leichter entstehen. Es fehlt der „warnende" Muskeleigentonus des Patienten. Reversible Nervenschäden werden kaum Anlaß zu Ersatzansprüchen an den Arzt geben. Die im Extensionsgerät ausgeübte, mechanisch unkontrollierte Gewalt – auch bei der gedeckten Marknagelung – kann leichter zu solchen Schäden, wie z.B. der Peroneusläsion, führen.

Besondere Verhältnisse liegen beim *Querschnittsgelähmten* vor. Fehlende Sensibilität und Motorik müssen in den gelähmten Bereichen zu Druckgeschwüren nach Anlegen von auch gut gepolsterten Gipsverbänden führen, die nach Reposition der Wirbelfraktur zur Retention oder bei begleitenden Gliedmaßenbrüchen keinesfalls verwendet werden dürfen. Hier handelt es sich um offenkundige Fehlleistungen.

3.2.7 Besonderheiten bei Querschnittsgelähmten

Druckgeschwüre über den knöchern schlecht weichteilgepolsterten Anteilen, auf denen der Patient liegt, sind dagegen solange unvermeidbar, als die Zahl der Spezialzentren für die Behandlung Querschnittsgelähmter in der BRD nicht ausreicht. Die erforderlichen Dreh- oder sonstigen speziellen pflegerischen Maßnahmen sind aus Personalmangel an zahlreichen allgemeinen Krankenhäusern nicht konsequent durchführbar. Die kleinen Intensivbehandlungsstationen, auf denen ausreichend und geschulte Pflegekräfte zur Verfügung stehen, können wegen der dringend notwendigen Versorgung anderer Patienten nur vorübergehend nach der Verletzung helfen. Haftpflichtansprüche sind uns aus solchen Komplikationen daher nicht bekannt.

3.2.8 Gelenksteifen

Erleidet z.B. ein Patient im 8. Dezennium einen Verkehrsunfall mit allgemeinen Körperprellungen sowie einen eingestauchten Oberarmbruch in Höhe des chirurgischen Halses und einen unverschobenen Bruch an der Grenze vom Darmbein zum Schambein, ist eine anfängliche Lagerung des gebrochenen Armes ohne besonder Hilfsmittel indiziert. Ist eine Verschiebung des Beckenbruches nicht zu erwarten, bestehen keine Bedenken gegen eine *Frühmobilisation* in Anbetracht des Alters und der erlittenen Nebenverletzungen verbunden mit frühfunktioneller Behandlung des Oberarmbruches, der bevorzugt das höhere Alter betrifft. Früher als bei anderen Knochenbrüchen ist es üblich, mit der funktionellen Übungsbehandlung bei einem Oberarmhalsbruch zu beginnen, da das Schultergelenk bei längerer Ruhigstellung, zumal beim alten Menschen, sehr schnell zur Versteifung neigt. Die *frühzeitige funktionelle Therapie* und die kurzfristige schmerzverhütende Ruhigstellung des Bruches ist auch deswegen berechtigt, weil Falschgelenke nach den so behandelten

Oberarmhalsfrakturen sehr selten auftreten. Dagegen ist die sogenannte traumatische Schultersteife nach langdauernder Ruhigstellung oder schmerzbedingter Schonhaltung fast die Regel.

3.2.9 Frühe Belastung

Ruhigstellende Verbände bei Oberarmhals bzw. -kopf werden für 4 bis höchstens 12 Tage empfohlen. Spätestens danach soll die funktionelle Behandlung eingeleitet werden. Auf Grund der sehr ausführlichen Diskussion im Schrifttum mit Befürwortung der funktionellen Behandlung und Verzicht auf längere Ruhigstellung im hohen Alter mit all seinen Komplikationsmöglichkeiten konnten bei der Colonia-Versicherung Köln, AZ 36253 O 152, Regreßansprüche nicht geltend gemacht werden, weil die Erstversorgung nach dem eingestauchten Oberarmbruch an der Grenze von Kopf zum Schaft sach- und regelrecht erfolgte. Trotz einer Gehirnerschütterung und allgemeiner Körperprellungen konnten *lebensgefährliche Komplikationen*, wie eine hypostatische Pneumonie, eine Thrombose oder Embolie vermieden werden. Die angeblich z.T. schmerzhafte funktionelle Behandlung des Oberarmbruches war angezeigt und nicht fehlerhaft; durch die funktionelle Behandlung waren die übrigen Gelenke des verletzten Armes frei beweglich geblieben. Der verletzte Arm wies keine dystrophischen Veränderungen oder sonstige Störungen auf.

Ähnlich entschied auch das Landgericht Bielefeld unter AZ 4 O 209/70. Ein Patient im mittleren Lebensalter, bei dem eine organische Herzerkrankung bekannt war, erlitt neben allgemeinen Körperprellungen einen unverschobenen Darmbeinschaufelbruch. Nach wenigen Tagen wurde eine Frühmobilisierung eingeleitet. Auch in Anbetracht der Tatsache, daß diese Behandlung mit Schmerzen und Beschwerden im Beckenbereich verbunden war, konnte sie nicht als fehlerhaft gedeutet werden.

Es entspricht ärztlicher Erfahrung, daß nach längerer Ruhigstellung die nach Wiederaufnahme der Bewegung auftretenden Beschwerden größer sind als bei einer frühfunktionellen Therapie. Derartige Behandlungen sind besonders bei alten Patienten dagegen geboten und gerechtfertigt, weil sie lebensbedrohliche Unfallfolgeschäden vermeiden, die durch eine erzwungene Bettruhe auftreten. Die Indikation zur Osteosynthese und ihre Technik wird bei den hüftgelenknahen Oberschenkelfrakturen des alten Menschen so z.B. wesentlich geprägt von der Notwendigkeit der Frühmobilisation.

3.2.10 Operative Therapie

Die verschiedenen Indikationen zu den unterschiedlichen Methoden konservativen oder operativen Vorgehens – auch zu einem späteren Zeitpunkt nach dem Unfall – wurden bereits erwähnt. Es sei nur nochmals darauf hingewiesen, daß vor allem *vor jeder Osteosynthese der Patient über die Risiken* – insbesondere einer möglichen Infektion – *aufgeklärt* werden muß.

3.2.11 Voraussetzungen zur operativen Behandlung

Soll eine *Osteosynthese* durchgeführt werden, müssen *bestimmte technische und personelle Voraussetzungen* gegeben sein. Fehlen diese, wird es nach Eintreten von Komplikationen schwierig sein, Ersatzansprüche des Patienten abzulehnen.

Als erstes ist eine *lückenlose Asepsis* im Operationssaal zu fordern. Neben einem ausschließlich Knochen- oder Gelenkoperationen vorbehaltenen Saal müssen auch sonst strenge Maßstäbe an die Asepsis angelegt werden. Aseptischer und septischer Bereich müssen absolut getrennt sein. *Instrumentarium und Implantate* müssen so *vollständig* vorhanden sein, daß jede bei der Operation sich ergebende Situation durch Wahl eines anderen als des vorgesehenen Implantates beherrschbar ist.

Für den jeweiligen speziellen Fall nach dem Röntgenbild bestellte Platten, Nägel oder ähnliches können zu bedenklichen Kompromissen zwingen, so z.B. wenn eine zu lange Klinge bei einer hüftgelenknahen Oberschenkelfraktur in die Hüftpfanne eindringen muß.

Das Amtsgericht Lippstadt hat unter AZ 3 C 34/69 festgestellt, daß die Transfixation (durchgehende Verschraubung durch das Gelenk) mit einer Reimers-Schraube zur Behandlung eines medialen Schenkelhalsbruches keine unrichtige Behandlung oder gar einen Kunstfehler darstellt. Die Transfixation hat die Aufgabe, die Pflege des Patienten zu erleichtern und schmerzfrei zu machen und eine frühe Belastung der verletzten Hüfte zu erlauben. Wenn es anläßlich eines Schenkelhalsbruches nach Verschraubung oder Nagelung zu einer Hüftkopfnekrose kommt, die weitere Behandlung erforderlich macht, ist die Hüftkopfnekrose nicht auf die primär durchgeführte, sogenannte Transfixation eines medialen Schenkelhalsbruches zurückzuführen, sondern auf die unzureichende Ernährung des Hüftkopfes nach der Schenkelhalsfraktur. Eine spätere Hüftkopfnekrose ist also allein Unfallfolge und nicht auf die Art der operativen Behandlung zurückzuführen. Anders verhält es sich mit der Arthrose, die durch den Pfannen- und Kopfdefekt entsteht.

In einem neuerlichen Verfahren konnte der Operateur bei einem ähnlichen Vorgehen auf eine kürzliche Veröffentlichung an einer renommierten Klinik verweisen, die die angewandte Methode empfahl. So werden immer wieder Situationen zu beurteilen sein, die zwar nicht der Lehre oder Meinung des Gutachters ensprechen, die aber aus dem Schrifttum — leider — sich erklären lassen. Hier gilt es unter Kenntnis all dieser Tatsachen und auch Unwägbarkeiten zu entscheiden.

Veröffentlichungen und Vorträge sollten wir auch unter diesem Blickwinkel sehen. Einmal werden Operationsverfahren, z.B. Osteosynthesen, empfohlen, die keine Stabilität ergeben und damit abzulehnen sind. Noch *nicht ausreichend erprobte Methoden* werden so geschildert, daß der Eindruck ensteht, als ob es sich um bewährte, sichere Verfahren handelt. Andererseits werden aufwendige Operationen, die auch in der Hand des erfahrenen Spezialisten ein erhebliches Risiko beinhalten, so geschildert, daß der mit der Materie nicht so Vertraute den Eindruck gewinnt, daß es sich um einen normalen Routineeingriff handelt. Die häufigen *Komplikationen* werden nicht oder unzureichend erwähnt. Die mitgeteilten *Statistiken* machen den Kenner zumindest mißtrauisch. In Haftpflichtgutachten werden zunehmend Literaturstellen von den die Interessen des Verletzten vertretenden Juristen zitiert, die auf Grund der dort mitgeteilten Tatsachen oder auch Behauptungen einen Kunstfehler nachweisen können oder auch in falscher, laienhafter Interpretation beweisen wollen. Die *absolut ehrliche Darstellung* der in der Klinik angewandten *Verfahren* und vor allem der *statistischen Darstellung* der eigenen Ergebnisse vermeiden falsche

Schlußfolgerungen durch den Laien, die durch den Gutachter dann schwer zu entkräften sind, wenn es sich um einen bekannten Autor oder eine renommierte Klinik handelt.

Für das *ärztliche und pflegerische Personal* wie für den in der Nachbehandlung tätigen Personenkreis gilt, daß jeder für seinen Aufgabenbereich *Erfahrungen* mit den operativen Methoden besitzen muß. „Gelegenheitsosteosynthesen sind gefährlich". Die notwendigen Kenntnisse lassen sich nicht in den sogenannten AO-Kursen für Schwestern oder Ärzte erwerben. Diese können und sollen nur Grundlagen vermitteln. Vielmehr muß systematisch im Operationsbetrieb der Schwierigkeitsgrad der verschiedenen Osteosynthesen aufgebaut werden. Hierzu ist allerdings erforderlich, daß durch das Literaturstudium und eigene Erfahrungen schwere Osteosynthesen als solche vor der Operation erkannt werden. Es ist z.B. immer wieder auffallend, daß bei zweifelhaften Indikationen schwerster Trümmerfrakturen des Schaftes — also lokal ausgesprochenen Risikoeingriffen — gerade diese Frakturen primär mit großen „Metallmengen" stabilisiert werden. Die gleichzeitigen Gelenkfrakturen mit dringender Indikation bleiben dagegen unversorgt.

Adaptationsosteosynthesen, wie sie bei Kindern indiziert sind, sollten beim Erwachsenen seltene Ausnahme sein. Wenn das Risiko einer Operation eingegangen wird, muß eine übungs- selten belastungsstabile Osteosynthese erreicht werden. Um dies zu bewerkstelligen, können nur *bestimmte Methoden* bei den *jeweiligen Frakturtypen* eingesetzt werden. Nur bei diesem Vorgehen sind die Vorteile dieses Verfahrens auszunutzen. Z.B. sind bei den Unter- und Oberarmfrakturen des Erwachsenen alle Versuche einer Stabilisierung über den Markraum ungeeignet, da sie zumindest nicht rotationsstabil sind. Es handelt sich um Adaptationsosteosynthesen. Die Verplattung ist bei diesen Frakturen die Methode der Wahl. Wird nach einer Osteosynthese mit Nägeln oder ähnlichem für die Zeit der Frakturheilung ein zusätzlicher Gipsverband angelegt, so vereinigen wir die Nachteile beider Verfahren in unserer Therapie: Die Risiken der operativen Behandlung, vor allem der Infektion, und die Nachteile einer äußeren Fixation mit fehlender Mobilisationsmöglichkeit der Gelenke und möglicher Dystrophie des Knochens und der Weichteile. Wenn auch diese Verfahren mit Marknägeln und Rush-Pins vor nicht allzu langer Zeit — neben der Verplattung — von einigen Autoren propagiert und in Wort und Schrift vertreten wurden, so können sie weder biomechanisch, noch in ihren Ergebnissen überzeugen. Dies darf aber keinesfalls bedeuten, daß bei Mißerfolgen nach Anwendung der intramedullären Verfahren an den oberen Gliedmaßen berechtigte Haftpflichtansprüche geltend zu machen sind. Bei der *Beurteilung* in einem Gutachten darf *nicht nur die selbst angewandte Methode* als Maßstab dienen. Wesentlich ist, daß der Operateur ein Verfahren richtig angewandt hat, welches noch von zahlreichen Kollegen mit angeblich „guten" Ergebnissen eingesetzt wird.

Der *totalprothetische Ersatz des Hüft-* und zunehmend auch des *Kniegelenkes* wird an immer mehr orthopädischen und chirurgischen Kliniken ausgeführt. Die Indikation für dieses Verfahren wird z.T. sehr großzügig gehandhabt, d.h. auch jüngere Patienten, bei denen hüftgelenkerhaltende Eingriffe durchaus indiziert und sinnvoll sind, werden mit Prothesen versorgt. Zum einen vertreten seriöse Vertreter verschiedener Fachgebiete den Standpunkt, daß ein totalprothetischer Ersatz, der zunächst und über einen längeren Zeitraum fast regelmäßig zu guten funktionellen und subjektiven Ergebnissen führt, einer mit längerer Teilbelastung und häufig mit nicht ganz schmerzfreier Belastbarkeit verbundenen Umstellungsosteotomie vorzuziehen sei. Es soll hier nicht der ganze Komplex dieses kontroversen Meinungen einschließlich der Verwendung zementfreier Hüftprothesen, auch der Arthrodesen vor allem am Kniegelenk, diskutiert werden. Wesentlich in diesem gesamten Problemkreis ist auch die zeittypische Forderung des Patienten nach bestmöglichem „Komfort", den zumindest zunächst die Totalprothese in einem hohen Prozentsatz der Eingriffe sichert. Dieses Verlangen wird durch die Wunderberichte der verschiedenen publizistischen Medien noch verstärkt. Trotzdem ist *vor jeder solchen Operation* eine *gründliche Aufklärung* über die mögliche Früh- oder auch Spätkomplikation einer Infektion wie auch einer späteren Lockerung mit dem großen Eingriff eines Prothesenwechsels dringend zu empfehlen. Vor allem sollten mit dem Patienten alle weiteren operativen Möglichkeiten ausführlich diskutiert werden. Dies setzt allerdings voraus, daß der aufklärende Arzt alle möglichen Methoden, vor allem die gelenkerhaltenden, beherrscht. Beim *prothetischen Gelenkersatz* gelten besonders *strenge Vorschriften für die Asepsis*. Diese Operationen werden an zahlreichen Kliniken und Krankenhäusern durchgeführt. Es muß ein besonderer Operationssaal — selbstverständlich auch für Osteosynthesen — vorhanden sein. Die sonstigen Regeln der Asepsis sind peinlichst zu beachten. Für die unmittelbar *postoperative Nachbehandlung* mit Redondrainagen, offener Wundbehandlung sowie vor allem der überwachten aktiven Übungstherapie gelten gleiche Voraussetzungen. Fehler in der Asepsis werden gutachterlich beim Einbau einer Totalprothese besonders streng zu beurteilen sein. Dies kann aber nicht bedeuten, daß ein *ultrareiner Operationsraum* bei diesen Operationen zur allgemeinen Forderung erhoben wird. Die Vorzüge dieser Einrichtung sind bekannt. Ihre Überlegenheit gegenüber konventionellen Operationssälen wird zudem allgemein anerkannt. Die ultrareinen Operationssäle sind aber aus Kostengründen noch keineswegs in allen Krankenhäusern, die diese Operationen durchführen, vorhanden. Die niederen Infektionsquoten bei Einhaltung strengster Disziplin in konventionellen Räumen sind Beweis genug, daß aus dem fehlenden Green-house kein Haftpflichtanspruch abzuleiten ist.

3.2.12 Blutsperre

Operationen bei Gliedmaßenverletzungen werden heute bei entsprechender Lokalisation fast ausschließlich in *Blutsperre* vorgenommen, wenn rumpfnahe von der Verletzungs- bzw. Operationsstelle eine pneumatische Manschette angelegt werden kann. Vor Anlegen dieser Blutsperre sollte durch Hochhalten und Ausstreichen die Blutfülle an der zu operierenden Gliedmaße verringert werden, bevor die sogenannte Blutsperre durch Anlegen und Aufpumpen der pneumatischen Manschette wirksam wird. Bei schwachem Weichteilmantel, besonders an den Oberarmen, empfiehlt es sich, die Blutsperre mit Schaumgummi oder Watte zu unterpolstern, um Nervenschäden zu vermeiden. Der Druck, mit dem eine pneumatische Blutsperre belastet werden darf, liegt beim Erwachsenen beim Oberschenkel bei etwa 600–700 mm Quecksilber, beim Erwachsenen am Oberarm mit nicht verringertem Weichteilmantel bei etwa 300–400 mm Quecksilber. Bei Kindern und Jugendlichen, immer aber dann, wenn ein schwacher Weichteilmantel eine Nervengefährdung erwarten läßt, muß die Druckhöhe der pneumatischen Blutsperre von Fall zu Fall bestimmt werden. Die Höhe des pneumatischen Blutsperrendruckes ordnet der Operateur an, die Dauer der Blutsperre darf 120 min nicht überschreiten. Wird eine längere Blutsperre für erforderlich gehalten, muß die Blutsperre gelöst und die Durchblutung der Gliedmaße einige Minuten gesichert werden, bevor die Blutsperre erneut angebracht wird. *Dauer der Blutsperre* sowie die *Höhe des angeordneten Druckes* sollen am besten in Absprache mit dem Anästhesisten durch ihn dokumentiert werden. Der Operateur sollte auch bestimmen, wer ihn – am besten der Anästhesist – in welchen Abständen auf das Liegen der Blutsperre aufmerksam macht. Werden solche Vorsichtsmaßnahmen nicht beachtet, können durch die zu lange Unterbrechung der Blutzufuhr Schäden auftreten, die zu einer Umkehr der Beweislast führen können. Das beinhaltet hier, daß der beklagte Arzt beweisen muß, daß die Schädigung auch bei Unterpolsterung der Blutsperrenmanschette oder zeitlich kürzerer Einwirkung des Blutsperrendruckes aufgetreten wäre. In jedem Falle empfiehlt es sich, nach Eintreten eines solchen Schadens einen Fachneurologen frühzeitig mit der Sicherung eines neurologischen Befundes zu beauftragen und den eingetretenen Schaden durch indizierte therapeutische Maßnahmen möglichst gering zu halten. Jeder Operateur soll es sich zur Pflicht machen, das Abnehmen der Blutsperre selbst anzuordnen und sich von der Ausführung der Anordnung zu überzeugen, damit nicht versehentlich ein narkotisierter Kranker mit liegender Blutsperre in das Krankenbett zurückgebracht wird. Unangenehme Haftpflichtansprüche waren schon Folge solcher Versäumnisse. KINDLER hat darauf hingewiesen, daß die Anwendung der Abschnürung zur künstlichen Blutsperre bei Operationen nicht gefahrlos ist. Bei lange dauernden Operationen wird sie von verschiedenen Seiten wegen der Gefahr der Gewebs- und Gefäßschäden abgelehnt. KINDLER betont, daß bei abgemagerten Kranken und Kindern mit dünnem Muskelmantel der Arme wegen der *Gefahr der Nervenlähmung durch Druckschädigung* besondere Vorsicht geboten ist und mit der Anlegung der Blutsperre zurückhaltend verfahren werden soll: Nach Ansicht von KINDLER soll das Abschnürungsmittel möglichst breit und elastisch sein. Je schmaler es ist, desto gefährlicher ist seine Wirkung auf Nerven und Gefäße, vor allem des Armes. Die Gefahr der Nervenschädigung am Arm ist weit größer als am Bein, weil die schützende Muskelschicht des Armes geringer ausgebildet und deshalb weniger widerstandsfähig ist. Um den gefährlichen Druck auf die Weichteile durch die Abschnürung zu mindern, muß der Ort der Abschnürung durch einige Gazebindengänge geschützt werden. Nervendruckpunkte werden zusätzlich mit Watte- oder Gummischichten unterpolstert. Die Zeitspanne, während der eine Abschnürung ohne Schaden vertragen wird, kann nicht mit Sicherheit angegeben werden, da sie u.a. auch vom Allgemeinzustand des Kranken abhängig ist. Die Höchstdauer wird mit allgemein 2 Std. begrenzt. SCHINK berichtet von der Gefahrlosigkeit der pneumatischen Blutsperre mit Hilfe einer Blutdruckmanschette. Er hält bei Erwachsenen einen Blutsperrendruck von 300 mm Quecksilber und bei Kindern von 250 mm Quecksilber für vertretbar und hat keine Bedenken, daß eine pneumatische Blutsperre ohne Schaden für den Arm auf 1 1/2 bis höchstens 2 Std. ausgedehnt wird.

3.2.13 Posttraumatische Osteomyelitis

Die gefürchtetste *Komplikation einer Osteosynthese* ist die *Osteomyelitis*. Ihr Vorkommen wird in den Statistiken von etwa 0,5 bis 3%, erheblich höher bei offenen Frakturen, angegeben. Auch in Kliniken, die alle oben erwähnten Vorsichtsmaßnahmen streng beachten und in denen vor allem die Osteosynthesen zu häufigen Routineeingriffen zählen, kann es zu einer Osteomyelitis kommen, allerdings meist in einem niedrigeren Prozentsatz. Eine falsche oder unzureichende ärztliche Behandlung im Sinne eines Kunstfehlers ist daher keinesfalls immer zu begründen, wenn es im Verlauf eines Heilverfahrens nach operativer Behandlung eines Knochenbruches zu einer posttraumatischen Osteomyelitis mit den erforderlichen langwierigen Nachoperationen kommt. Sämtliche Methoden der operativen Knochenbruchbehandlung haben leider den Nachteil, daß es zu einer Infektion kommen *kann*. Im Falle eines *Haftpflichtschadens* ist die Frage zu beantworten, ob die *Infektion auf ein schuldfhaftes Verhalten des behandelnden Arztes zurückzuführen* ist. Die *Möglichkeit zu einer Infektion besteht* bei allen aseptischen Operationen. Auch bei Beachtung einer peinlichen Asepsis ist eine solche Komplikation nicht sicher vermeidbar. Mit allen üblichen Hautdesinfektionsmitteln kann man zwar die Haut des Patienten weitgehend, aber nicht vollkommen, keimfrei machen. Trotz sorgfältiger Hautdesinfektion der Hände des Operateurs benutzt er sterilisierte Handschuhe, da in den Poren seiner Haut trotz gewissenhafter Desinfektion immer noch mehr oder weniger viele Keime zurückbleiben. Auch unter Verwendung von keimfrei gemachten Instrumenten besteht die Möglichkeit, daß bei einer Durchtrennung der Haut Keime in die Tiefe der Weichteile verschleppt werden. Darüber hinaus muß aber vor allem beachtet werden, daß auch in der Luft zahlreiche Keime, darunter auch Krankheitserreger, vorhanden sind, die durch die Luftbewegung im Operationssaal in die Wunde gelangen können. Je nach Zahl der im Operationssaal anwesenden Personen, der Disziplin, der Qualität der Klimaanlagen und ihrer Filter wie zahlreicher anderer Faktoren ist hier die Hauptquelle intraoperativer Infektionen gegeben. Diesen Gefahren soll mit den „ultrareinen Operationszelten" begegnet werden. Stärke, Virulenz und Menge vorhandener *Keime*, die lokalen und allgemeinen individuellen *Abwehrkräfte des Patienten* sind dafür bestimmend, ob es zu einer Infektion kommt oder nicht. Nach Mitteilung der englischen Gesundheitsbehörden aus dem Jahre 1960 wurden in 14 Prozent der Fälle Entzündungen nach aseptischen operativen Eingriffen festgestellt.

Bei einer Operation am Knochen kommt erschwerend bei einer Infektion hinzu, daß nicht nur die umgebenden Weichteile von einer Entzündung befallen sind, sondern auch das Knochengewebe selbst. Das *bradytrophe*, also schlecht durchblutete *Knochengewebe* mit seinen starrwandigen Hohlräumen bietet eingedrungenen Erregern nur unzureichenden Widerstand und muß zur Überwindung des Infektes lokal und allgemein durch unsere Therapie unterstützt werden. Leider ist aber auch heute noch die posttraumatische, chronisch-eitrige Osteomyelitis ein langwieriges therapeutisches Problem. Häufig kommt es zu einer Hemmung der Knochenneubildung und Zerstörung der knochenbildenden Zellen, so daß bei Brüchen mit nachfolgender eitriger Osteomyelitis, vor allem bei unzureichender und später aktiver chirurgischer Therapie, immer die Gefahr einer *Falschgelenkbildung* besteht. Derartige Pseudarthrosen werden begünstigt durch Sequesterbildungen an den Bruchstückenden, so daß es auch zu mehr oder weniger ausgedehnten Defektpseudarthrosen kommen kann. Wenn alle Maßnahmen ergriffen sind, um eine Infektion nicht nur nicht entstehen zu lassen, sondern auch nach ihrem Auftreten die erforderlichen Maßnahmen zu ihrer Beherrschung ergriffen wurden, kann eine derartige Störung im Heilverlauf nicht dem behandelnden Arzt zur Last gelegt werden (Maschinenbau- u. Kleineisen-BG 11/70332 S 10). Bei der Beurteilung eines solchen Zwischenfalles sind der Krankheitsverlauf und die Einhaltung der vorstehend aufgeführten Voraussetzungen zur Osteosynthese zu bedenken. Für die *Beurteilung* ist maßgeblich die *frühzeitige Erkennung* dieser Komplikation und die *konsequente aktive Therapie*. Aber auch dann sind Defektheilungen nicht auszuschließen.

3.2.14 Pseudarthrose

Die Entwicklung von *Falschgelenken* sehen wir zunehmend auch nach operativer Frakturbehandlung. Es wird immer wieder angeführt, wie es nach Anwendung der „vielgepriesenen AO-Methode" zu diesen Komplikationen kommt. Hierzu ist zu bemerken, daß sich regelmäßig als Ursache *fehlerhafte Indikationen, falsche Verwendung der Implantate* oder meist eine *falsche Technik* bei Durchführung der Osteosynthese nachweisen lassen. Fehler, wie die oben beschriebenen, werden bei schwierigen Osteosynthesen jedem Operateur gelegentlich unterlaufen. Hiervon sind vollkommen falsch konzipierte instabile Osteosynthesen bei einfachen Versorgungen zu unterscheiden, bei denen nach u.U. mehrfachen Operationen in der Röntgenserie sich der mangelhafte Sachverstand des Operateurs dokumentiert. Das *Röntgenbild* ist der objektive Nachweis unserer operativen Tätigkeit. An ihm läßt sich fast mit Sicherheit die Qualität und der Ausbildungsstand des Chirurgen ablesen.

Auch offensichtliche, für die spätere ungefährdete Funktion belangvolle *Fehlstellungen* nach Osteosynthesen können gleiche Fragen aufwerfen. Gerade die Osteosynthese soll solche Mißerfolge vermeiden helfen. Nicht schlechtere, sondern gute und sichere Resultate streben wir mit der primär operativen Versorgung an. Die *gutachterliche Beurteilung* wird in solchen Situationen schwierig sein, zumal häufig subjektive Maßstäbe des Gutachters nicht zu vermeiden sind. Die Osteosynthesen werden zwar schon über einen längeren Zeitraum verwandt, breitere und allgemeinere Anwendungen finden sie aber erst in den letzten 15 Jahren. So wird in der Begutachtung zu beurteilen sein, ob durch einen erneuten Eingriff schwere und bleibende Spätfolgen zu vermeiden sind oder ob ein Dauerschaden verbleibt, der seine einwandfreie Ursache in offensichtlichen ärztlichen Fehlleistungen hat.

Kommt es nach einer sekundären operativen Bruchbehandlung, z.B. nach einer Schienbeimmarknagelung nach Abheilen der Verletzungswunde zu einer Schienbeinfalschgelenkbildung, die nach Wadenbeinresektion mit autoplastischer Beckenkammspananlagerung und anschließender Ruhigstellung im Gipsverband unter antibiotischem Schutz behandelt wurde, zu Weichteilnekrosen im Operationsbereich mit Sequestrierung des autologen Knochenspanes, der wegen einer chronisch-eitrigen Osteomyelitis entfernt werden muß, so ist eine langwierige Weichteil- und operative Knochenbruchbehandlung erforderlich, die mit einer Amputation enden kann. Ist bei der Prüfung der Frage, ob der behandelnde Arzt kunstfehlerhaft gehandelt hat, aus den Röntgenbildern und dem Krankenblatt, das zweckmäßigerweise im Original vorliegen soll, nachweisbar, daß ein fehlerhaftes Verhalten in der Behandlung des primär offenen Unterschenkelbruches nicht vorliegt, so muß man naheliegender noch als bei einem primär geschlossenen Knochenbruch, bei dem es durch eine richtig indizierte operative Behandlung zu einer chronisch-eitrigen fistelnden Osteomyelitis kommt, gerade bei einer Knochenverletzung mit Wunde, die als offener Knochenbruch angesprochen wird, davon ausgehen, daß die Gefahr von Komplikationen weit höher ist, so daß es im Verlauf der Bruchausheilung zu Infektionen kommen kann. Immer und überall waren Komplikationen bei der Behandlung von Knochenbrüchen möglich und werden es auch in Zukunft sein. Man kann daraus ableiten, daß trotz sorgfältiger Behandlung Komplikationen, die mit einem Gliedmaßenverlust nach operativer Knochenbruchbehandlung resultieren, nicht immer zu vermeiden sind. Endet die operative Knochenbruchbehandlung, wie im vorliegenden Fall, mit einer Unterschenkelamputation, wird man Anhalte für das Vorliegen eines Kunstfehlers im Laufe der Behandlung noch weniger beweisen können wie bei einem primär geschlossenen, operativ behandelten Knochenbruch. Eine beabsichtigte Rechtsverfolgung bot hier keine hinreichende Aussicht auf Erfolg. (Landgericht Bochum 60 191/63).

3.2.15 Schäden an den Implantaten

Metallbrüche, Ausrisse von Platten und Schraubenlockerungen sind Folgen bzw. Symptome einer *Instabilität im Frakturbereich.* Wurde durch die Osteosynthese keine Stabilität erreicht, d.h. dient der Kraftträger nicht nur als die Fraktur stabilisierende Schiene, sondern muß er allein die durch Muskelkräfte oder auch Belastung auf ihn einwirkenden Kräfte neutralisieren, so wird das Metall ermüden und brechen. Die obigen Komplikationen sind die zwangsläufige Folge. Die Schäden am Osteosynthesematerial können aber auch Folge einer zu frühen Belastung infolge fehlerhafter Beurteilung des Röntgenbildes durch den Arzt sein. Zur Beurteilung der knöchernen Durchbauung einer abheilenden Fraktur reichen in Zweifelsfällen Röntgenbilder in 2 Richtungen nicht aus. Es empfiehlt sich immer, Röntgenbilder in 4 Richtungen auszuwerten. Die sogenannte primäre Bruchheilung nach technisch einwandfreier Osteosynthese läßt jeden Callus vermissen. Das Röntgenbild besitzt hier keine Aussagekraft für den Zeitpunkt der Belastung. Auch der Patient, der seine Gliedmaße schmerzfrei bewegt, wird mitunter trotz des ausführlichen Verbotes des Arztes zu früh belasten. Haftpflichtansprüche aus den zuletzt genannten Vorkommnissen abzuleiten, wird nicht möglich sein.

Die Implantate werden als Ursache der obigen Zwischenfälle nicht verantwortlich sein. Legierungen und Verarbeitung sind vorgeschrieben. Ihre Einhaltung wird in den Lieferfirmen streng kontrolliert. *Haftpflichtansprüche an die Hersteller* solch gebrochener Implantate wurden deshalb immer abschlägig beschieden, weil durch die Röntgenbilder einwandfrei bewiesen wurde, daß die Osteosynthese instabil war und damit das Implantat brechen mußte. Nicht der Hersteller, sondern der Arzt hatte diese Komplikation verursacht.

Nach zu früher Entfernung metallischer Fremdkörper kann es zum *Ermüdungsbruch* im Bereich der noch nicht belastungsstabil überbrückten Fraktur kommen. Mitunter, z.B. am Unterarm, tritt nach termingerechter Metallentfernung bei beginnender Belastung eine *Spontanfraktur* auf. Der *spongiosierte Knochen*, der unter der weitgehenden Entlastung einer Platte funktionell nicht umstrukturiert wird, ist einer normalen Belastung nicht gewachsen. Unter Umständen ist eine vorübergehende Ruhigstellung im Gipsverband erforderlich, an die sich eine vorsichtige funktionelle Behandlung anschließt. Ein Verschulden des Arztes liegt bei einer solchen Komplikation nicht vor, zumal das Röntgenbild nicht immer sichere Auskunft über den möglichen Zwischenfall gibt.

3.2.16 Die Primärversorgung offener Frakturen

Die Frage der *Primärbehandlung der offenen Fraktur* wurde in den letzten Jahren lebhaft diskutiert. Überzeugende Statistiken konnten darlegen, daß je nach dem Grad der offenen Fraktur verschiedenartige Behandlungsmaßnahmen wie auch Osteosynthesen mit sofortiger Stabilisierung bessere Resultate — d.h. eine geringe Infektionsrate und bessere funktionelle Ergebnisse — ergeben, als die konservative Therapie. Das operative Vorgehen verlangt Erfahrung und eine ausgefeilte subtile Operationstechnik. Grobes Operieren, unzureichende Nekrosenentfernung und das Einbringen großer, nicht mit gut durchbluteten Weichteilen gedeckter metallischer Fremdkörper müssen zur Katastrophe führen. Ausgedehnte Weichteilinfektionen mit einer Osteomyelitis werfen dann schwere therapeutische Probleme auf, deren Lösung leider mitunter — vor allem beim sogenannten

Erhaltungsversuch — nur durch eine frühe Amputation möglich ist. Für eine spätere Begutachtung liegen schwer zu beantwortende Fragen vor. Das häufig schwierige Verfahren als solches wird von ausgezeichneten Kennern der Methode empfohlen. Nur seine Durchführung kann mangels Erfahrung und spezieller Kenntnisse falsch sein und führt dann zum Mißerfolg.

Eine prophylaktische Antibiotica-Behandlung — wie in der gesamten Chirurgie — hat nach großen Statistiken bei den Osteosynthesen keinen Einfluß auf eine mögliche Infektion. Ihre Anwendung bleibt streng indizierten Ausnahmen vorbehalten. Der Verzicht auf eine allgemeine prophylaktische Antibiotica-Anwendung stellt kein schuldhaftes Verhalten dar.

Werden gültige Regeln der Asepsis vernachläßigt, muß das Auftreten einer Infektion bei Durchführung einer Osteosynthese als Fahrlässigkeit ausgelegt werden. Weil bei einer offenen Nagelung eines geschlossenen Oberschenkelbruches einfache Grundsätze der Asepsis verletzt und im Verlauf der postoperativen Behandlung eine Reihe wichtiger Maßnahmen versäumt und verschiedene Fehler gemacht wurden, sah das Landgericht Offenburg (AZ 2 O 12/64) darin ein fahrlässiges Verhalten der behandelnden Ärzte, daß gültige Regeln der Asepsis nicht so streng eingehalten wurden, wie dies unbedingt verlangt wird. Während einer vielmonatigen stationären Behandlung mit mehrfachen Operationen wurden die Laboruntersuchungen unzureichend und langzeitige antibiotische Behandlungen ohne Resistenzbestimmungen durchgeführt. Bei den zur Sequesterentfernung notwendigen mehrfachen Operationen wurde ohne besonderen Grund keine Blutsperre angelegt. Die Folgen der Fehlbehandlung wurden nach Verurteilung zu vollem Schadenersatz im Rahmen eines Vergleichs zum Abschluß gebracht.

3.2.17 Intraoperativ gesetzte Begleitverletzungen

Operativ gesetzte Begleitverletzungen von *Nerven, Gefäßen* oder anderen Gebilden kommen immer wieder zur Beurteilung. Besonders bekannt sind — entsprechend seiner topographischen anatomischen Lage — Irritationen oder Verletzungen des *Nervus radialis* bei Oberarmverplattungen oder des *Nervus ischiadicus bzw. peronaeus* bei Eingriffen im Hüftbereich, vor allem bei einem von hinten gewählten Zugang. Reversible oder intraoperativ beseitigte Verletzungen, z.B. durch eine Gefäßnaht, werden nicht Anlaß zu Schadenersatzansprüchen sein, zumal z.B. der Nervus radialis selbst nach vorsichtiger Präparation und Beiseitehalten für einige Zeit „beleidigt" sein kann. Bei schwerwiegenden Gefäßverletzungen mit nachfolgender Amputation oder gar Todesfolge wird, wie bei allen solchen Zwischenfällen, zu prüfen sein, inwieweit bei der Operation der notwendige Sachverstand bzw. die erforderliche Sorgfalt gewaltet haben. Vor allem muß festgestellt werden, inwieweit nach *Eintreten des Zwischenfalles* folgerichtig *alles getan* wurde, um die *Komplikation zu beheben* bzw. eine bestmögliche Wiederherstellung zu erreichen.

Beweissicherungsverfahren (Amtsgericht Krefeld 145 S H) werden nicht weiter verfolgt, wenn eindeutig nachweisbar ist, daß unfallbedingte Veränderungen sich aus der Art und Schwere der Verletzung sowie anlagebedingter, individuell unterschiedlicher Wiederherstellungsfähigkeit des Organismus ergibt. So gibt es keine Methode, den Eintritt einer Knochennekrose voraussagen zu können. Dies gilt besonders für die Schenkelkopfnekrose, bei der die Art der Verletzung, nicht aber die durchgeführte Behandlung für diesen Knochentod verantwortlich zu machen ist. Bestanden z.Zt. eines Unfalls bereits arterielle Durchblutungsstörungen am verletzten Bein, so kann dieses schicksalsbedingte

Leiden, das 1 Jahr nach dem Schenkelhalsbruch zur Unterschenkelabsetzung führt, ursächlich nicht im Sinne der Verschlimmerung mit dem Schenkelhalsbruch in Zusammenhang gebracht werden.

3.2.18 Intraarticuläre und Weichteilinjektionen insbesondere mit Cortisonpräparaten

Für alle *intraarticulären diagnostischen oder therapeutischen Injektionen* gilt als Grundsatz, daß sie nur unter allen für eine aseptische Operation notwendigen Voraussetzungen durchgeführt werden dürfen. Für die Beurteilung eines *Gelenkempyems*, dem schwersten Zwischenfall, der sich z.B. nach einer Cortisoninjektion ereignen kann, gilt bei der Beurteilung diese Regel. Haftpflichtansprüche müssen positiv entschieden werden, wenn grobe Fehler in der Asepsis nachweisbar sind. Dieser Grundsatz sollte trotz aller Einsprüche aufrecht erhalten werden, die davon sprechen, daß trotz Injektion in der Praxis ohne Waschen der Hände, Mundschutz usw. unter tausenden von Injektionen keine Infektion auftrat. Die negative Auslese, die wir bei den Gelenkinfektionen mit langem Krankheitsverlauf und späterer Arthrodese, ja Amputation sehen, mahnt zur Einhaltung einer konsequenten Asepsis.

Als Kunstfehler (Großhandels- und Lagerei-BG, AZ U 10422/71) mußte das Nichterkennen eines Kahnbeinbruches der Hand aufgefaßt werden, die noch dazu aus dieser Fehldiagnose bei einer unzweckmäßigen Behandlung durch Cortisoneinspritzungen zu einer Sehnenscheidenphlegmone, Falschgelenkbildung des Kahnbeines und späterer Versteifung des Handgelenkes führte. Einspritzung von Cortison-Präparaten bei Reizzuständen an Muskelursprüngen, Sehnenansätzen und in das Sehnengleitgewebe stellen eine Behandlung dar, die heute von vielen Ärzten mit gutem Erfolg vorgenommen wird. Diese Behandlung widerspricht nicht der herrschenden ärztlichen Lehrmeinung. Es ist zwar bekannt, daß durch die speziellen Eigenschaften dieser Medikamente Infektionen auftreten können. Ein solches Ereignis ist jedoch so extrem selten, daß daraus nicht die Ansicht abgeleitet werden kann, daß eine solche Behandlung wegen dieser möglichen Gefahr falsch sei. Hätte im vorliegenden Fall eine Sehnenscheidenreizung und nicht ein übersehener Kahnbeinbruch des Handgelenkes vorgelegen, wäre der Vorwurf einer fahrlässigen Behandlung nicht aufrecht zu erhalten gewesen. Die Nichterkennung eines Kahnbeinbruches der Hand, noch dazu von einem unfallchirurgischen Arzt, muß Haftpflichtansprüche nach sich ziehen, weil ein Kahnbeinbruch durch ausreichende und vollständige Ruhigstellung trotz schlechter Blutversorgung der Handwurzelknochen in etwa 12 Wochen zu 85 Prozent zur Ausheilung gebracht werden kann. Bei den übrigen 15 Prozent läßt sich in etwa 90% die drohende Falschgelenkbildung durch verlängerte Ruhigstellung oder operative Behandlung zur Ausheilung bringen. Nur 1—2% aller Kahnbeinbrüche enden mit einer therapieresistenten Falschgelenkbildung.

Anders ist ein Haftpflichtschaden (Frankfurter Versicherungs-AG Hschd. 9068—53 807) zu beurteilen, wobei es „nach Einspritzung von Scherisolon in eine Hand" zu einer Zellgewebsentzündung, Eiterung, Phlegmone und schließlich zur Versteifung des Handgelenkes gekommen war. Der Injektionsort war nicht das Gelenk selbst, sondern das periarticuläre Gewebe um den Griffelfortsatz der Elle. Diese Injektionsart ist am ehesten mit einer subcutanen Einspritzung vergleichbar. Die Indikation zur Cortisonbehandlung war ordnungsgemäß gestellt und die Durchführung der Cortisoneinspritzung nach der Darstellung des behandelnden Arztes und seines Patienten einwandfrei durchgeführt worden. Die antiphlogistische, antipyretische, antiallergische, antitoxische, antiexsudative und auch die analgetische Wirkung der Cortisonderivate ist in der Medizin hinlänglich bekannt, genauso wie ihre unerwünschten, proinfektiösen, proulcerösen, proosteoporotischen, prodiabetischen und propsychotischen Nebenwirkungen. Während Therapieschäden als ungünstige Auswirkungen indizierter und lege artis durchgeführter Behandlung angesehen werden, spricht man von Therapiefehlern, wenn ein Präparat unter unrichtiger Indikation und unsachgemäßer Durchführung zur Anwendung kommt. Therapiefehler mit Cortisonderivaten lassen sich weitgehend vermeiden, während aus der Eigenart dieser Medikamente vorwiegend Therapieschäden auftreten können. Erwartungsschäden also, die dem Präparat auf Grund der ihm eigenen Nebenwirkungen zuzuordnen sind. Unerwünschte Begleiterscheinungen segensreicher Therapeutica begegnen dem Mediziner so auch dem Chirurgen, häufig. Chirurgen und Orthopäden sind bezüglich der Infektionsgefahr besonders belastet, da bei der örtlichen Anwendung von Cortison-Derivaten hohe Konzentrationen auf begrenztem Raum gegeben werden. Meist erfolgt die Injektion auch in ein ausgesprochen „empfindliches" Gewebe. Diese Gefahren haben zu einer weitgehenden Einengung der Indikation geführt. Die Indikationsgebiete zur Anwendung von Cortison-Derivaten sind heute fest umrissen, z.B. schließt der geringste Verdacht einer Gelenkinfektion und jede Angabe, die frühere Gelenkinfektionen vermuten läßt, eine intraarticuläre Cortisonanwendung aus. Jede Cortisonbehandlung wird auch weiter mit Nebenwirkungen belastet bleiben. Durch örtliche Cortisontherapie sind hervorragende Erfolge bei Beschwerden am Band- und Gelenkapparat zu erzielen, die sich tausendfach bestätigt haben. Die intraarticuläre Therapie ist noch mit einer wesentlich größeren Infektionsrate verbunden als die intramusculäre oder subcutane Injektion.

In diesem Versicherungsfall hatte der behandelnde Arzt ursächlich nicht schuldhaft gehandelt. Es lag kein *Therapiefehler*, sondern ein *Therapieschaden* nach subcutaner Cortisoneinspritzung in der Umgebung des Griffelfortsatzes der Elle vor, der schließlich zur Versteifung des Handgelenkes führte.

3.2.19 Begleitschäden

Es bedarf eigentlich keiner Erwähnung, daß bei dem *unsachgemäßen Gebrauch* oder der *Benutzung defekter Geräte*, z.B. zur Wärmedurchflutung des Gewebes, beim Auftreten von Schäden, Regreßansprüche positiv zu beurteilen sind. Ähnliche Vorsichtsmaßnahmen gelten auch für Wärmeschädigungen, die nach dem Anmodellieren eines Gipsverbandes und dessen Trocknung in Frage kommen. *Zu intensive Wärme*, z.B. mit einem Heizbügel, der noch dazu mit Tüchern abgedeckt ist und unter dem sich die Wärme staut, aber auch Heizkissen- oder Wärmeflaschenwärme kann zu Hautschäden, besonders bei hautempfindlichen Kindern, führen. Wird über entsprechende Beschwerden geklagt, sollte man nicht versäumen, nach dem Anlaß der geklagten Beschwerden durch Fensterung des Gipsverbandes zu forschen, insbesondere aber, wenn z.B. ein Kind keine genauen Schmerzangaben machen kann und nur durch allgemeine Unruhe beim Pflegepersonal auffällig wird. Diese Vorsichtsmaßnahme ist im Hinblick auf den Vorwurf, daß von einem schuldhaften Verhalten gesprochen werden kann, selbst auf die Gefahr eines Fensterödems empfehlenswert.

Die heute routinemäßig bei Operationen angewandten *Redondrainagen* werden innerhalb eines Zeitraumes von 2 Tagen entfernt. Werden sie versehentlich im Gewebe durch Nähte fixiert, so können Reste bei einem dann allerdings schweren Ziehen verbleiben. Diese können als Fremdkörper zu Komplikationen führen. Fehlt beim Ziehen der Redondrainage die glatte Schnittfläche (nach Kürzen), so sollte baldmöglichst der verbliebene Rest operativ entfernt werden.

3.2.20 Fehler bei der Nachbehandlung

Die *physikalische Nachbehandlung* wird im Auftrag durchgeführt und sollte sich unter in bestimmten Abständen wiederholender Überwachung eines Kollegen vollziehen. Treten nach falschen Anweisungen, die dem Arzt gegeben werden, Zwischenfälle auf, so ist der anordnende Kollege für entsprechende Ansprüche verantwortlich zu machen. Voraussetzung ist, daß die gegebenen Anordnungen nach den gegebenen Vorschriften durchgeführt wurden. Werden von dem nachbehandelnden Personal eigenmächtig grobe Fehler gemacht, die zu Komplikationen führen, so ist hier das über das Krankenhaus oder – in eigener Praxis – selbstversicherte Personal schadenersatzpflichtig, wenn ein echtes Verschulden im Gutachten nachgewiesen wird.

Dies ist nicht der Fall, wenn die Eltern ein Kind gegen ärztlichen Rat vorzeitig nach einer operativen Bruchbehandlung aus stationärer Behandlung nehmen und durch unbeaufsichtigtes Verhalten mit oder ohne eigen- oder fremdtätige Übungsbemühungen zu einem zu frühen Zeitpunkt nach einer operativ behandelten Weichteil- und Knochenverletzung das Behandlungs- und Ausheilungsergebnis gefährden. Durch zu frühes und unbeaufsichtigtes Üben können durch das sogenannte „Nagelwandern" Gelenke gefährdet werden. Hierbei handelt es sich um außerordentlich seltene Beobachtungen. Sie treten häufiger bei veralteten als bei frischen Brüchen auf. Nach Entfernung der Nägel bestanden keine nachweisbaren Schäden an den Gelenken. Die 5. Zivilkammer des Landgerichtes Koblenz hat unter Aktenzeichen 5 O 624/67 einen Vergleich herbeigeführt, bei dem beide Parteien gegenseitig auf alle Ansprüche für Vergangenheit und Zukunft verzichten, die im Zusammenhang mit der Wanderung eines Speichenmarknagels handgelenkwärts durch vorzeitige Beendigung stationärer Behandlung und unbeaufsichtigte Bewegungsübungen entstanden waren.

Das *Auftreten von Refrakturen* im Stadium der Ausheilung oder von Brüchen bei hochgradiger *Osteoporose*, wie z.B. bei der erforderlichen passiven Durchbewegung der gelähmten Gliedmaße des *Querschnittsgelähmten*, wird bei Haftpflichtansprüchen nach den Röntgenbildern und dem geschilderten Ereignis zu beurteilen sein. Bei einem als Spontanfraktur erkennbaren Bruch, z.B. bei extremer Osteoporose, handelt es sich um ein schicksalmäßiges Ereignis. Sind aber erhebliche Kräfte bei passiven Bewegungen aufgewandt worden, die einen relativ stabilen Bruch refrakturieren, so liegt ein Verschulden des Behandelnden vor bzw. dessen, der die Anordnung zu einer solchen Therapie gab. Gleiche Grundsätze sind nach Band- und Sehnennähten bzw. Plastiken zu beachten. Bei der heute zunehmend durchgeführten frühen *aktiven Übungsbehandlung nach Osteosynthesen* sind vom Operateur an die nachbehandelnden Personen, wie vor allem die Patienten selbst, besonders *genaue Vorschriften* über Umfang und Art der gestatteten Bewegungen wie Ausmaß und Form der Belastung zu geben. Passive, noch dazu kräftig ausgeführte Bewegungsübungen, womöglich noch mit Heißluft und Massage, sind die häufigsten Ursachen einer *Sudeckschen Dystrophie* bei der Nachbehandlung von Frakturen. Auf diese Tatsache und ihre Gefahren wurde so oft hingewiesen, daß wir echte Sudecksche Dystrophien kaum noch beobachten. Lange im Gipsverband ruhiggestellte Gliedmaßen sind gegenüber einer solchen unsachgemäßen Behandlung besonders anfällig. Die ausschließlich aktive, gelegentlich leicht unterstützte Übungsbehandlung, auch im Schreitbad, ist außer seltenen Ausnahmen in der Nachsorge der konservativ und operativ behandelten Frakturen die einzig sinnvolle und erforderliche Maßnahme.

Bei der ambulanten Überwachung oder Behandlung von *gehbehinderten Patienten* kann es — auch während des stationären Aufenthaltes — durch *Sturz* in der Praxis oder im Krankenhaus zu Frakturen oder anderen Schäden kommen. Bei einer solchen Schadensbeurteilung ist abzuwägen, ob eine mangelhafte Überwachung während der Behandlung vorliegt oder ob, wie bei jeder anderen ähnlichen Situation, Schäden im Gebäude vorhanden waren, die zu dem Sturz führten. Hier liegen weniger ärztliche gutachterliche Probleme vor, die aber zunächst an den Arzt herangetragen werden.

3.2.21 Allgemeine Komplikationen

Zu den hauptsächlichen Zwischenfällen nach mehr oder weniger langen Liegezeiten zählen *Thrombosen* und/oder *Embolien*. Es ist hier nicht der Ort, über diese teils unfall-, teils durch die Liegezeiten bedingten Komplikationen prophylaktische bzw. therapeutische Empfehlungen zu geben. Die Fakten sind seit langem bekannt. Für die Prophylaxe — auch medikamentös — sind Verbesserungen erzielt worden. Eine „thrombo-emboliefreie Klinik" konnte aber bisher teils aus organisatorischen, teils aus pathophysiologischen bzw. medikamentösen Gründen nicht erreicht werden. Für die hier zur Diskussion stehende Frage möglicher Haftpflichtansprüche wird die gutachterliche Entscheidung immer sehr schwierig und komplex sein. Die nicht diagnostizierten Thrombosen der unteren Gliedmaßen als Ausgangspunkt einer Embolie, stellen in jedem Krankengut, vor allem bei Extremitätenoperationen älterer Menschen, wie z.B. auch den Totalendoprothesen, den überwiegenden Anteil dieser Komplikationen. Solange keine sichere Prophylaxe aus den angeführten Gründen möglich ist, wird man bei derartigen Begutachtungen zu einer Ablehnung geltend gemachter Haftpflichtansprüche kommen müssen.

Für das Auftreten einer *Hepatitis nach Bluttransfusion* während großer operativer Eingriffe oder bei der Behandlung bei Mehrfachverletzungen werden heute für die Beurteilung des Sachverhaltes andere Spezialisten herangezogen werden müssen, zumal die verwandten Blutkonserven und ihre Derivate heute praktisch ausschließlich von Blutbanken geliefert werden, die um eine möglichst weitgehende Vermeidung derartiger Infektionen durch entsprechende Spenderauswahl und -überwachung bemüht sind.

4 Antibiotica

Die lokale und allgemeine Antibioticaanwendung hat vor allem durch die vielfach unkritische Reklame der pharmazeutischen Industrie und die häufig nicht höher einzuschätzenden „Arbeiten" einiger Autoren beim Laien und Richter den Nimbus einer Infektionen verhütenden und jegliche eingetretenen Infektionen heilenden Therapie erlangt. In Haftpflichtgutachten wird vielfach daher die Frage diskutiert, ob nicht durch den prophylaktischen Einsatz von Antibiotica oder die sofortige Therpaie beim Auftreten eines Infektes die Komplikationen oder zumindest ihre Schwere hätten vermieden werden können.

Eine prophylaktische allgemeine Antibioticaanwendung hat in der Chirurgie mit Sicherheit keine Indikation mehr. Bei schwersten drittgradig offenen Frakturen, u.U. im Sinne des Erhaltungsversuches, kann bei der mit großer Wahrscheinlichkeit bereits eingetretenen Infektion und der fraglichen Radikalität des Débridements eine solche Therapie angezeigt sein. Bei Osteosynthesen oder anderen aseptischen Eingriffen am Knochen oder den Weichteilen sollte dieses „Rückversicherungsvorgehen" mit all seinen inzwischen bekannten Nachteilen, wie z.B. der Züchtung resistenter Keime, der Vergangenheit angehören.

Dieses gilt ebenso für jegliche lokale Antibioticaanwendung.

Anders liegen die Verhältnisse bei der eingetretenen Infektion. Vor großen, septischen Eingriffen kann bei der meist vorhandenen Resistenzprüfung eine lokale Ausbreitung bzw. die Streuung im Sinne der Allgemeininfektion verhindert werden. Diese Therapie ist aber, z.B. bei der posttraumatischen Osteomyelitis, nur ein Teil des gesamten Therapieplanes. Absolut vordergründig ist das radikale Débridement, die Stabilisierung und falls erforderlich die Transplantation von Haut oder Knochengewebe. Die lange allgemeine antibiotische Therapie von fistelnden, instabilen, infizierten Pseudarthrosen ist sinnlos und ineffektiv. Gleiches gilt für die Behandlung von lokalisierten Abscessen oder Phlegmonen der Weichteile, die mit einer möglichst frühzeitigen operativen Therapie nicht nur ausreichend, sondern auch besser behandelt sind. Die allgemeine antibiotische Therapie hat auch in der septischen Chirurgie einen sehr begrenzten und engen Indikationsbereich. Voraussetzung sollte eine vorhandene oder baldmögliche Resistenzbestimmung und damit ein gezielter Einsatz der Antibiotica sein.

Die lokale Antibioticatherapie hat ihren Anwendungsbereich durch neue Verfahren erweitert. Die früher vielfach geübte Spül-Saugdrainage hat einen vorwiegend mechanischen Reinigungseffekt, wobei ein kurzfristiger Antibioticazusatz von einigen Autoren empfohlen wurde. Die vor mehreren Jahren entwickelten sogenannten PMMA-Kugeln scheinen nach unseren und den Erfahrungen anderer Autoren einen durchaus positiven Effekt bei Infektionen des Knochens und auch der Weichteile zu haben.

Eine Entscheidung über den fehlenden lokalen oder allgemeinen Einsatz eines Antibioticums wird extrem selten dahingehend zu fällen sein, daß die Antibioticatherapie besser hätte angewandt werden sollen. Im Gegenteil, viel häufiger wird die fehlende oder zu späte chirurgische Therapie mit langem sinnlosen Antibioticaeinsatz ein negatives Kriterium sein, das nur schwer vollkommen in einer gutachterlichen Stellungnahme zu entkräften sein wird.

5 Tetanusprophylaxe im Verletzungsfall

Für den ungeimpften Verletzten gibt es keine prophylaktischen Impfmaßnahmen, die mit Sicherheit den Ausbruch einer Wundstarrerkrankung zu verhüten in der Lage sind. Dieses gilt für jede Form der passiven Immunisierung, einschließlich der Simultanprophylaxe mit Tetanusabsorbat-Impfstoff und homologem Tetanusimmunglobulin.

Eine Kontraindikation gegen die aktive Tetanus-Impfung besteht nicht, sofern den einschlägigen Bestimmungen entsprechende und durch das Paul Ehrlich-Institut, Frankfurt a. Main, freigegebene Impfstoffe verwendet werden. Für die Tetanusprophylaxe besteht kein gesetzlicher Impfzwang.

Erschwert wird durch fehlende und unvollständig geführte Impfnachweise die Entscheidung des behandelnden Arztes im Verletzungsfall. Der behandelnde Arzt ist gehalten, die erforderliche Tetanusprophylaxe individuell auszuwählen, die nach seinem Wissen und nach seinen Erfahrungen die größte Sicherheit gegen eine Wundstarrkrampfinfektion verspricht. Im Verletzungsfall sind verbindliche Vorschriften für die Wundstarrkrampfprophylaxe nicht möglich. Es gibt nur Empfehlungen, die in Anlehnung an international anerkannte Erfahrungen von der Deutschen Gesellschaft für Chirurgie [1] veröffentlicht wurden.

Keine forensischen Schwierigkeiten wird zu befürchten haben, wer diese Empfehlungen beachtet, wonach eine einzige Tetanusimpfstoffgabe niemals vor einer Wundstarrerkrankung schützt. Zwei Tetanusimpfstoffgaben in 2–8wöchigen Abständen, besser noch eine zusätzliche 3. Impfstoffgabe nach 6–12 Monaten, gewährleisten eine ordnungsgemäße Grundimmunisierung, die lebenslang auffrischfähig bleibt. Frühestens 10 Jahre nach der Grundimmunisierung soll eine Auffrischimpfung durchgeführt werden, einerseits, um Hyperimmunisierungen zu vermeiden, andererseits um eine latente Immunität in zeitlich ausreichendem Zusammenhang mit einer Auffrischimpfung im Verletzungsfall wirksam werden zu lassen. Im Verletzungsfall können ordnungsgemäß vor weniger als 5 Jahren grundimmunisierte oder Patienten nach Auffrischimpfungen, die weniger als 5 Jahre zurückliegen, im Bedarfsfalle durch eine Tetanusimpfstoffgabe behandelt werden. Liegen Grundimmunisierung oder eine Auffrischimpfung mehr als 5 Jahre zurück, soll der Patient im Verletzungsfall eine Tetanusauffrischimpfung erhalten. Liegen unübersichtliche oder vernachlässigte Wunden vor, die älter als 24 Std sind, erhalten die Patienten eine Tetanusimpfstoffgabe, wenn nach Ablauf der Grundimmunisierung oder einer letzten Auffrischimpfung mehr als 1 Jahr verstrichen ist. Verletzte, bei denen die Grundimmunisierung oder die Auffrischimpfung mehr als 10 Jahre zurückliegen, müssen eine Tetanusimpfstoffgabe als Auffrischimpfung erhalten. Liegen bei derartigen Immunisierungsverhältnissen unübersichtliche oder vernachlässigte Wunden vor, die älter als 24 Std sind, erhalten die Patienten neben der Tetanusimpfstoffgabe zusätzlich 250 I.E. Tetanus-Antitoxin als homologes Serum, ähnlich wie nicht grundimmunisierte, unvollständig immunisierte oder Patienten mit fehlenden Impfunterlagen über ihre Tetanusimmunisierung, die nur durch die Simultanprophylaxe schützbar sind. Nur die Kenntnis der Immunitätslage ermöglicht es dem behandelnden Arzt, im Verletzungsfall eine zweckmäßige Tetanusprophylaxe einleiten zu können. Von allgemein gültigen Empfehlungen abweichende Maßnahmen im Rahmen der Tetanusprophylaxe sollten aus forensischen Gründen in der Patientenkartei begründet werden. Auf mündliche Angaben von Angehörigen oder Eltern verletzter Kinder sollte der behandelnde Arzt sich aus gleichen Gründen nicht verlassen.

Die 4. Internationale Tetanuskonferenz 1975 in Dakar hat in Abweichung von früheren Richtlinien und im Unterschied zu Empfehlungen der Deutschen Gesellschaft für Chirurgie Änderungen der Tetanusprophylaxe für im Verletzungsfall nicht aktiv immunisierte Personen vorgeschlagen. Sie sind in einer Form veröffentlicht worden, welche nicht den Bezug auf die sozialpolitisch beeinflußten Konferenzergebnisse in Dakar erkennen läßt [3]. Die 2 wichtigsten in Dakar beschlossenen Änderungen lauten: a) das heterologe, vom Tier stammende Antitoxin wird gleichwertig in einer Dosis von 3.000 E neben homologem Antitoxin empfohlen, b) die Dosierung des homologen Antitoxins wird von bisher 250 I.E. auf 500–1.000 I.E. als Routinedosierung angehoben. Die Verwendung von heterologem Antitoxin ist in der Bundesrepublik Deutschland nicht sinnvoll, da ausreichend homologes Tetanus-Hyperimmunglobulin vorhanden ist. Tierisches Tetanus-Antitoxin wird in der Bundesrepublik für den Inlandsbedarf nicht mehr hergestellt. Dieser Vorschlag von Dakar trifft für die Bundesrepublik nicht zu. Die von der Tetanuskonferenz in Dakar empfohlene Erhöhung der Dosis humanen Tetanus-Hyperimmunglobulins von 250 I.E. auf 500–1.000 I.E. ist nicht erforderlich. Es gibt keine stichhaltigen Hinweise für die Notwendigkeit dieser Dosiserhöhung. Von wenigen Ausnahmen abgesehen, bietet die Dosis von 250 I.E. Tetanus-Immunglobulin auf Grund klinischer Erfahrungen und wissenschaftlicher Erkenntnisse den Schutz, den man von dieser Prophylaxe erwarten kann. Nur in besonderen Ausnahmefällen, mit großem Plasma-Eiweißverlust, z.B. bei ausgedehnten Verbrennungen, großem Blutverlust oder bei eingesprengten Fremdkörpern und verzögerter Wundbehandlung ist eine höhere Dosis als 250 I.E., die erforderlichenfalls wiederholt werden muß, erforderlich. Darüber hinaus besteht auf Grund der Operationsbedingungen in den Krankenhäusern der Bundesrepublik kein Anlaß, vor Wahloperationen im Magen-Darm-Bereich oder an den Gliedmaßen eine Tetanus-Prophylaxe durchzuführen. Das hat die Tetanuskommission der Deutschen Gesellschaft für Chirurgie 1978 im Gegensatz zu den Richtlinien von Dakar ausführlich festgestellt [3].

Grundsätzlich muß davon ausgegangen werden, daß derjenige als „nicht gegen Wundstarrkrampf geimpft" gilt, der seine Grundimmunisierung nicht nachzuweisen in der Lage ist. Die vorliegenden Empfehlungen, die mit ihrem wesentlichen Inhalt wiedergegeben wurden, müssen bei der Tetanusprophylaxe beachtet werden. Im Falle von Haftpflichtansprüchen wird jeder Gutachter diese Grundsätze seiner Beurteilung zugrundelegen.

Es trifft zu, daß trotz Anwendung von Tetanus-Hyperimmunglobulin-Impfstoff Wundstarrkrampferkrankungen nicht mit letzter Sicherheit zu verhindern sind. Ein Todesfall ist beschrieben, bei dem nach einer Bolzenschußverletzung des Gehirns mit nur unvollständig möglicher chirurgischer Wundversorgung trotz Simultan-Prophylaxe mit Tetanus-Immunglobulin und Tetanusimpfstoff der Tod durch Wundstarrkrampfinfektion eintrat. 3 weitere Fälle bland verlaufender Tetanusinfektion nach dieser Art der Tetanusprophylaxe sind bekannt, die Patienten überlebten unter symptomatischer Behandlung [4].

6 Zusammenfassung

Der Versuch, für die Diagnostik und Therapie von *Frakturen und Luxationen* die *Möglichkeit ärztlicher Kunstfehler* und *Haftpflichtschäden* aufzuzeigen, wird sicherlich von vielen Kollegen mit Skepsis und Mißtrauen beurteilt. Unsere klinischen Erfahrungen und die eigene große Praxis in Haftpflichtgutachten und den gutachterlichen Stellungnahmen für die seit einiger Zeit tätigen Gutachterkommissionen bei den Landesärztekammern zeigen uns fast täglich, wie notwendig es ist, unser gesamtes *diagnostisches und therapeutisches Handeln* auch einmal *unter diesem Gesichtspunkt* zu beleuchten. Nicht die Verunsicherung des behandelnden Arztes, der in der vergangenen Zeit ausreichend in der Schußlinie der Massenmedien – leider auch von sogenannten Kollegen informiert – stand, soll Sinn dieser Ausführungen sein. Vielmehr sollen – vor allem im Interesse des Patienten – *beispielhaft Fehler und Gefahren* dargestellt werden, die *vermeidbar* sind.

Eine *exakte Dokumentation* sollte im Interesse der Kontrolle der eigenen Ergebnisse selbstverständlich sein. Wird im Falle der leider erheblich ansteigenden Regreßansprüche eine gutachterliche Beurteilung erforderlich, kann eine objektive Urteilsfindung hierdurch erleichtert, wenn überhaupt erst ermöglicht werden. Gerade unzulängliche Unterlagen über den zu beurteilenden Krankheitsverlauf erschweren unnötig die Begutachtung. Jeder, vor allem der jüngere Kollege, muß sich vor jedem Eingriff klar werden, ob er den auf ihn zukommenden Ansprüchen mit seinem Ausbildungsstand gewachsen ist. Erfüllung des Operationskataloges, Wahrung des Prestiges – dies gilt für uns alle –, Wahrung des Renommees eines Krankenhauses und ähnliche Gesichtspunkte sind keine Argumente für operative Indikationen und Maßnahmen, die die Beteiligten überfordern. *Spezialisten* und *Spezialkliniken* – hier die *Unfallchirurgie* – wollen nicht die gesamte Unfallchirurgie für sich beanspruchen. Vielmehr soll an den Zentren durch ihre Chefs und Mitarbeiter eine *Weiterentwicklung* und *Verbesserung der Diagnostik und Therapie* betrieben werden, die an alle auf diesem Gebiet tätigen Kollegen weitergegeben wird. *Spezielle Verletzungsfolgen* und besonders schwierig zu versorgende Frakturen und Luxationen sollten auf dem Gebiet besonders Erfahrenen zugeleitet werden. Auch von diesen werden keine Wunder vollbracht. Vielmehr scheinen nur die Voraussetzungen zu einem guten Ergebnis auf Grund der Erfahrung und der ständigen Schulung in Praxis und Theorie eher gegeben zu sein, als an einer Arbeitsstätte, an denen solche Traumafolgen selten behandelt werden. Aus der Erfahrung eines solchen Zentrums wurde diese Schrift erstellt.

Die Zusammenarbeit mit den aufgeschlossenen Kollegen unserer Umgebung ist dabei eine Selbstverständlichkeit. Auch in einem solchen Zusammenhang sollten die dargestellten Probleme gesehen werden. Die *frühzeitige Korrektur eines Behandlungsfehlers* kann häufig Spätfolgen und damit Regreßansprüche des Patienten vermeiden. Das aufklärende Gespräch des „Nachbehandelnden" kann unberechtigte Vorhaltungen von Patienten verhindern. Wir alle sind Menschen mit all ihren Fehlern und keine „Halbgötter in Weiß". Dessen sollten wir uns in solchen Situationen immer bewußt sein. Vor allem gilt dies für die Urteilsfindung bei der Begutachtung: „Wer im Glashaus sitzt, sollte nicht mit Steinen werfen".

Die in verschiedenen Gremien geführten gemeinsamen Diskussionen zwischen Ärzten und Juristen sind geeignet, etwaige Voreingenommenheiten oder divergierende Standpunkte abzubauen. Beide Berufsgruppen sind bemüht, im Rahmen hier abgehandelter Schadensfälle für Patient und Arzt akzeptable objektive Beurteilungskriterien zu finden.

7 Literatur

1. Böhler L (1962) Ischämische Muskelkontraktur (i.M.K.), unabwendbare Unfallfolge oder vermeidbare Behandlungsfolgen. Langenbecks Arch Chir 301:471
2. Brandis von HJ, Eckmann L, Haas R, Harrfeldt HP (1978) Empfehlungen zur Tetanusprophylaxe. Mttlg Dtsch Ges Chir 1:2
3. Bürkle de la Camp H, Schwaiger H, Schwaiger M (1963/65) In: Handbuch der gesamten Unfallheilkunde, 3. Aufl. Enke, Stuttgart
4. Bürkle de la Camp H, von Brandis HJ, Eckmann L, Haas R, Harrfeldt HP (1974) Empfehlungen zur Tetanusprophylaxe. Mttlg Dtsch Ges Chir 1:8
5. Fischer AW, Herget R, Mollowitz G (1968/69) Das ärztliche Gutachten im Versicherungswesen, 3. Aufl. Barth, München
6. Gocht H (1912) Zur Verhütung der Drucklähmungen nach Esmarch'scher Blutleere. Zbl Chir 39:174
7. Günther E, Hymnen R (1968) Unfallbegutachtung, 5. Aufl. de Gruyter, Berlin
8. Guleke N (1955) Allgemeines über den ärztlichen Kunstfehler. In: Fischer AW, Molineus G (Hrsg) Das ärztliche Gutachten im Versicherungswesen, 2. Aufl, Bd 1. Barth, München, S 582
9. Guleke N (1955) Allgemeines über den ärztlichen Kunstfehler und die Verletzung der ärztlichen Schweigepflicht. In: Fischer AW, Molineus G (Hrsg) Das ärztliche Gutachten im Versicherungswesen, 2. Aufl, Bd 1. Barth, München
10. Härtel P, Maurer G (1969) Cortisonschäden in der Chirurgie. Enke, Stuttgart
11. Harrfeldt HP (1973) Tödliche Tetanusinfektion, verspätete Schutzimpfung, rechtliche Beurteilungen. Unfallheilkd 76:239
12. Heim U, Grete W (1972) Das Tibialis-anterior-Syndrom nach Osteosynthese am Unterschenkel. Helv Chir Acta 39:667
13. Hübner A, Drost H (1955) Ärztliches Haftpflichtrecht. Springer, Berlin Göttingen Heidelberg
14. Kindler K (1958) Operationen und chirurgische Eingriffe an der oberen Extremität. In: Stich R, Bauer KH (Hrsg) Fehler und Gefahren bei chirurgischen Operationen. Fischer, Jena
15. Kuhlendahl H (1978) Die ärztliche Aufklärungspflicht oder der kalte Krieg zwischen Juristen und Ärzten. Dtsch Ärztebl 75:1984
16. Lob A (1972) Übersehen und Verkennen von Verletzungen des knöchernen Wirbelskelets. Monatsschr Unfallheilkd 75:533
17. Maurer G (1967) Gefahren und Schäden der Cortisonbehandlung. Langenbecks Arch Chir 319:147
18. Perret W (1968) Das medizinische Gutachten in Arzthaftpflichtschäden. In: Fischer AW, Herget R, Mollowitz G (Hrsg) Das ärztliche Gutachten im Versicherungswesen, 3. Aufl, Bd 1. Barth, München, S 85
19. Perret W (1956) Arzthaftpflicht. Urban & Schwarzenberg, München Berlin
20. Perret W (1961) Die ärztliche Begutachtung von Arzthaftpflichschäden. In: Lob A (Hrsg) Handbuch der Unfallbegutachtung, Bd 1. Enke, Stuttgart, S 462
21. Perret W (1967) Haftpflicht des Arztes bei Schäden durch Lagerung oder Verband. Hefte Unfallheilkd 91:234 Springer, Berlin Heidelberg New York
22. Perthes (1910) Abgemessener Druck zur schmerzlosen Erzeugung künstlicher Blutleere (Demonstration). 39. Tg Dtsch Ges Chir, Bd 1, S. 210
23. Ponsold A (1950) Lehrbuch der Gerichtlichen Medizin. Thieme, Stuttgart
24. Schmidt E (1950) Ärztliche Kunstfehler. In: Ponsold A (Hrsg) Lehrbuch der Gerichtlichen Medizin. Thieme, Stuttgart
25. Übermuth H (1956) Untersuchungen über die ischämische Kontraktur. Zbl Chir 81:1018

26 Volkmann von R (1881) Die ischämischen Muskellähmungen und Kontrakturen. Zbl Chir 8:801
27 WHO Cronicle (1976) 30:201

Sachverzeichnis

Antibiotica, allgemeine Indikation 33
–, lokale Indikation 33
Aufklärungspflicht 9

Bewegungstherapie, funktionell 20
Blutsperre, Technik 23, 24
Begleitschäden, Wärme 30
Begleitverletzungen, intraoperativ 28

Diagnose 3
Diagnostische Fehler, Schäden 7
Diagnostik Frakturen, Bewußtlose 4, 8
– –, Kinder 5, 8, 9
– –, Luxationen, Ursachen des Übersehens 4

Extensionsbehandlung, Schäden 19

Fraktur, offen 27
Frakturbehandlung, Komplikationen 10

Gefährdung, allgemeine 7, 10
Gelenkstreifen 19
Gipsverband, Schäden 13, 14

Hepatitis nach Bluttransfusion 32

Indikation, Therapie Frakturen 6, 10
Indikationen, intraarticulär, Weichteile 29, 30

Kahnbeinbruch, Besonderheiten 3, 8, 9
Konservative Therapie, Druckschäden Weichteile 13
– –, Kontraindikationen 11, 12

– –, Schäden 13
Kirschner-Draht, Osteomyelitis 18

Mehrfachtrauma, Frakturdiagnose 8

Nachbehandlung, Fehler 31

Osteomyelitis, posttraumatisch 24, 25
Osteosynthese 20, 21, 22
–, Voraussetzungen 11, 12, 20, 21

Pseudoarthrose 26, 27

Querschnittsgelähmte, Druckgeschwüre 19

Redondrainage 30
Refrakturen 31
Röntgenaufnahmen 3
Röntgendiagnostik, Schäden 8

Steinmann-Nagel, Osteomyelitis 18
Sudecksche Dystrophie 31
Spontanfraktur, Diagnostik 4

Tetanusprophylaxe 34, 35
Therapieschäden 10
Thrombose, Embolie 32
Tibialis anterior Syndrom 15
Totalprothese, Hüft-Kniegelenk 22, 23

Volkmannsche Kontraktur 16, 17, 18
Vorgeschichte, Diagnose 3

Wadenbeinnervenlähmung 14, 15

Hefte zur Unfallheilkunde

Beihefte zur Zeitschrift „Unfallheilkunde/Traumatology"
Herausgeber: J. Rehn, L. Schweiberer

120. Heft
Knochenverletzungen im Kniebereich
1975. DM 36,–; approx. US $ 20.20
ISBn 3-540-07200-4

121. Helft
38. Jahrestagung
der Deutschen Gesellschaft für Unfallheilkunde, Versicherungs-, Versorgungs- und
Verkehrsmedizin e.V.
1975. Vergriffen

122. Heft: B. Friedrich
**Biomechanische Stabilität und post-
traumatische Osteitis**
1975. DM 55,–; approx. US $ 30.80
ISBN 3-540-07468-6

123. Heft: T. P. Rüedi
Titan und Stahl in der Knochenchirurgie
1975. DM 49,–; approx. US $ 27.50
ISBN 3-540-07469-4

124. Heft
**10. Tagung der Österreichischen
Gesellschaft für Unfallchirurgie**
1975. DM 98,–; approx. US $ 54.90
ISBN 3-540-07495-3

125. Heft
Bandverletzungen am Knie
1975. DM 36,–; approx. US $ 20.20
ISBN 3-540-07374-4

126. Heft
**2. Deutsch-Österreichisch-Schweizerische
Unfalltagung in Berlin**
1976. DM 120,–; approx. US $ 67.20
ISBN 3-540-07892-4

127. Heft
Knorpelschaden am Knie
1976. DM 48,–; approx. US $ 26.90
ISBN 3-540-07599-2

128. Heft
**Meniscusläsion und posttraumatische
Arthrose am Kniegelenk**
1976. Vergriffen

129. Heft
**40. Jahrestagung der Deutschen Gesellschaft
für Unfallkeilkunde e.V.**
1977. DM 120,–; approx. US $ 67.20
ISBN 3-540-08261-1

130. Heft
**12. Tagung der Österreichischen
Gesellschaft für Unfallchirurgie**
1978. DM 98,–; approx. US $ 54.90
ISBN 3-540-08598-X

131. Heft
Verletungen des oberen Sprunggelenkes
1978. DM 56,–; approx. US $ 31.40
ISBN 3-540-08599-8

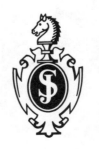

Springer-Verlag
Berlin
Heidelberg
New York

Hefte zur Unfallheilkunde

Beihefte zur Zeitschrift „Unfallheilkunde/Traumatology"
Herausgeber: J. Rehn, L. Schweiberer

132. Heft
41. Jahrestagung der Deutschen Gesellschaft für Unfallheilkunde e. V.
1978. DM 120,:; approx. US $ 67.20
ISBN 3-540-08832-6

133. Heft
Arthrose und Instabilität am oberen Sprunggelenk
1978. DM 58,–; approx. US $ 32.50
ISBN 3-540-08970-5

134. Heft
13. Tagung der Österreichischen Gesellschaft für Unfallchirurgie
1979. DM 98,–; approx. US $ 54.90
ISBN 3-540-09180-7

135. Heft: M. Weinreich
Der Verkehrsunfall des Fußgängers
1979. DM 36,–; approx. US $ 20.20
ISBN 3-540-09217-X

136. Heft: F. E. Müller
Die Infektion der Brandwunde
1979. DM 32,–; approx. US $ 18.00
ISBN 3-540-09354-0

137. Heft: H. Jahna, H. Wittich, H. Hartenstein
Der distale Stachungsbruch der Tibia
1979. DM 58,–; approx. US $ 32.50
ISBN 3-540-09435-0

138. Heft
42. Jahrestagung der Deutschen Gesellschaft für Unfallheilkunde e. V.
1979. DM 88,–; approx. US $ 49.30
ISBN 3-540-09494-6

139. Heft: U. Lanz
Ischämische Muskelnekrosen
1979. DM 38,–; approx. US $ 21.30
ISBN 3-540-09436-9

140. Heft
Frakturen und Luxationen im Beckenbereich
1979. DM 56,–; approx. US $ 31.40
ISBN 3-540-09647-7

141. Heft
14. Tagung der Österreichischen Gesellschaft für Unfallchirurgie
6. bis 7. Oktober 1978, Salzburg
1980.
ISBN 3-540-09878-X
In Vorbereitung

142. Heft: P. Hertel
Frische Kniebandverletzungen
1980.
ISBN 3-540-09847-X
In Vorbereitung

143. Heft
Antibiotica-Prophylaxe in der Traumatologie
Von D. Stolle, P. Naumann, K. Kremer, A. Loose
1980. DM 23,–; approx. US $ 12.90
ISBN 3-540-09851-8

144. Heft: J. Harms
Untersuchungen über die Biokompatibilität verschiedener orthopädischer Implantatwerkstoffe
1980.
ISBN 3-540-09852-6
In Vorbereitung

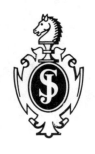

Springer-Verlag
Berlin
Heidelberg
New York